ちくま新書

「こころ」の本質とは何か

——統合失調症・自閉症・不登校のふしぎ

シリーズ・人間学❺

滝川一廣
Takikawa Kazuhiro

395

「シリーズ・人間学」とは何か

このたび、ちくま新書から「シリーズ・人間学」という名の下に、五冊の本を世に問うことになりました。執筆陣は、橋爪大三郎、櫻田淳、滝川一廣、竹田青嗣、小浜逸郎の五名です。このシリーズは、二〇〇一年十月二十七日から、二〇〇二年六月八日にかけて、私立麻布学園を会場に、小浜と佐藤幹夫が呼びかけを行って開かれた、連続講座「人間学アカデミー」第一期の講義録をもとに、各著者が手を入れることによって出来上がったものです。

「人間学アカデミー」第一期は、「心の意味を問い直す」をテーマに、次のような趣旨で開催されました。

《現代の文明社会は、きわめて混沌とした様相を呈しています。古い共同体のきずながゆるみ、個人の自由が大きく認められるようになった反面、人間の自己確立のよりどころが不安定で、集団の秩序や倫理規範が揺らいでいる現象が随所に目立ちます。人々のあいだに精神的な飢餓感が広がり、対人関係や、どう生きるかをめぐって切実な悩みを抱えた人が老若を問わず多く見られます。

私たちのなかにはいま、日々の生をやり過ごしながら、「心とはいったい何だろうか」とか、「生きるに値する生の意味とは何だろうか」とか、「個と社会とのつながりをどのように編み直すべきか」といった原理的な問いに何らかの答えを見いだしたいという欲求が高まっているように思えます。そこで、哲学、心理学、精神医学、社会学、政治学などの各分野で業績を上げてきた、気鋭の思想家、学者のみなさんの専門的な知見を集めて、「人間学」の連続講座を立ち上げることにいたしました。》

この講座開催のわずか一カ月半前に、世界を震撼させたあの「9・11テロ」が起きました。二十一世紀の世界史はどのように進行していくのか、そして私たち一人ひとりの運命は？情報技術、交通技術の高度な発達によって、今日では、地球のどこかで起きることがただちに人の心理や現実生活に多面的な影響をもたらします。しかしその一方、私たちは、個別の身体という、この限られた小さなものから自由に脱するわけにもいきません。この大きな落差のあいだで、私たちは「心」の方位をどう定めたらよいのか、そのために考えるべきことは？「シリーズ・人間学」はそうした普遍的な問いにヒントを提供するために編まれたものです。願わくは読者のみなさんが、ここから豊かな智恵を少しでも汲み取っていただけますことを。

なお、講座「人間学アカデミー」は、現在も続行中です。ご関心のある方は、以下の URL にアクセスして下さい。http://www.ittsy.net/academy/

二〇〇三年一月二十日

小浜 逸郎

「こころ」の本質とは何か——統合失調症・自閉症・不登校のふしぎ　シリーズ・人間学❺【目次】

編集プロデュース……佐藤幹夫

第一章　「精神医学」とはどんな学問か

†「人間学的精神病理学」という流れ

この本のもとになった講座は「人間学アカデミー」と名づけられていますが、アカデミーはさておき、「人間学」の言葉には懐かしい響きがあります。そこから始めましょう。

私が精神科医になったのが一九七五年（昭和五〇年）でした。七〇年代の精神医学においては「精神病理学」というジャンルが、メジャーというわけではありませんでしたが、一つの伝統をなしていました。そのなかでも「人間学的精神病理学」という流れがあって、私の入った教室にはその系譜が生きており、恩師にあたる木村敏先生はまさにそのお一人でした。「内因性精神病の人間学的理解」という論文を書いておられ、あるいは木村敏監訳で『分裂病の人間学』（医学書院、一九八一）というドイツの名だたる精神病理学者たちのアンソロジーが出版されています。また『てんかんの人間学』（東京大学出版会、一九八〇）という本も木村先生の編著で出されるなど、そういう雰囲気の中で私は精神科医としてのキャリアを積みました。

その頃の「人間学的精神病理学」あるいは「人間学的精神医学」とはどういうものだったかと申しますと、哲学でいえばフッサールやハイデガーの系譜、医学者であればヴァイツゼッガー、ビンスワンガー、ミンコフスキー、ツット、そうした人たちの流れです。今の若い人たちはどうかわかりませんけれども、当時、私たちの間では精神病理学をやるのならちゃんと読むようにとされていた錚々たる面々です。

基本的にはフッサール、ハイデガーの土台の上に立ち、一方で精神分析学もひとつの土壌とした思索的で哲学色の濃い、ある意味でハイブローな世界でした。こうした思想的な基盤を踏まえて、人間とはなにか、人間の「こころ」とはどういうものなのか、人間の精神現象の本質とはなにか、そういう原理的な問いを絶えず念頭におきつつ、その問いを通して「こころの病」、「精神障害」を解き明かさんとするものでした。裏返せば、精神障害や精神疾患を追究することによって、私たち人間という存在の本質を解き明かしてゆけるのではないか。そういう深い志向性をもった流れだったと思います。

今はどうでしょうか。ある時代までは精神医学などを目指す医者は、どちらかと申しますと変わり者で（笑）、堅気の人は内科や外科のほうへ進んだわけです。そうした「医学の本道」から外れ、あえて精神医学を選ぶ者の内奥には、人間とはなにかとか、精神とはなにかという問いがしばしば潜んでいました。言い換えますと、自分とはなにものであろうか、自分のこころとはいかなるものか、といった「引っかかり」や「こだわり」を青年期以来ずっとどこかでひきずってきた者が多かったかもしれません。その頃はまだ、高偏差値なら医学部へという時代ではありませんでしたし。

そんな志向性をもった精神科医にとって、「精神病理学」、特に「人間学的精神病理学」は魅力あるものだったと思います。わが国でそうした精神医学が花開いていたのが一九七〇年代から八〇年代半ばくらいまでではなかったでしょうか。私はその空気の中で育っていますから、久しぶりに「人間学」の言葉を前にして、深い懐かしさとともに、ふとタイムスリップしたみたいなふしぎな感じもします。

私自身どうだったかと申しますと、はじめはそうした空気の中にいましたが、すこしずつ距離を置くようになったのですね。医者ですから治療が仕事で、その観点からは、人間とはなにか、精神とはなにかの問いそのものに興味は尽きなくても、人間学的精神病理学はすぐには治療につながらないという思いがしてきました。いま目の前の患者さんをどう手助けするかには道が遠い。具体的な治療に絡んだ精神療法ないし心理療法のほうに関心がしだいに傾いてゆきました。学者、研究者ではなく、臨床医を志していたこともあります。

と、まあ、こういえばカッコよいですが、実は難しくてわからなくなったのです（笑）。

ビンスワンガーの「現存在分析」なんか本当にわからなくて、木村先生と、やはり当時の精神病理学界を背負っておられた宮本忠雄先生のお二人で翻訳された『精神分裂病』（みすず書房）という本がありますけれども、歯が立たなかったですね。語学も不得手でしたし、そもそも哲学が苦手で、私どもの世代ですと青年期に哲学書に親しんだという人も少なくありませんが、私にはそれが皆無でした。哲学は遠い世界だという感じを久しくもっていたと思います。精神病理学は自分向きではないな、と感じはじめたのです。

私がいた教室では何名かの各領域のエキスパートが、おのおのの専門領域、得意分野の勉強会を開いており、どれへ出入りしようと自由な伸びやかな雰囲気がありました。木村先生もご自身の学問研究を下の者に強いられない方で、夜、有志が集まって先生を囲んで原書を読む会を主宰しておられましたが、来るもよし来ぬもよしでした。その勉強会に出席させていただいていた時間を、私はだんだん診察にまわすようになって、遅くまで患者さんを診るようになっていったのです。正規の診療時間が終わってから、予約のかたちで個人的に夜間診療まがいのことを（そういうことも自由にできる雰囲気があって）するようになりました。

病院の夜の外来棟はがらんと淋しいものです。廊下の灯だけともって、看護婦さんもいなければもちろん受付けの人もいませんし、待合室の明かりは消えています。そんななかでひっそりと患者さんの話を聴くことをしていました。そのうち、勉強会が引けたらしくて診察室のドアのむこうに研究室から降りてきた先輩や同僚の声や足音が聞こえ、すると妙に人懐かしい心のさざめきが起きたものです。私のほうが先に診察を終えて「医局」と呼ばれる医者の溜まり場でカルテを書いていると会を終えた人たちがどやどやと入ってくることもありました。鮮明に思い出しますね。

†人間の原理論から症状論・局在論へ

人間学的な立場から「こころの病」や患者さんをとらえていくときの大きな理念は、病気というものを、あるいは病者というものをあくまでも全体性をもった人間としてとらえねば、というものです。つまり、病んでいるといえども、一個の人間の全体性としてとらえるということですね。さらに状況的な全体性でとらえてゆきます。状況的にとは、その患者さんが置かれたパーソナルな個別的な状況はもちろん、社会、歴史、文化をも含めた大状況においてとらえてゆく。それが人間学的精神病理学の立場です。遠ざかったとは申したものの、この理念は私のなかに入っています。

精神病理学は七〇年代から八〇年代まで生き生きした力をもっていました。今はどうでしょうか。流れとしては続いていますが、残念ながら、か細くなっている感がします。今の若い精神科のドクターで、難解だけれど（だからこそ）ビンスワンガーにチャレンジしてみようかとか、ヴァイツゼッガーを読んでみようとか、そういう人はあまりいないのではないでしょうか。フロイトもあまり読まれないって感じです。時世時節よ、と嘆くつもりはなく、これにはそれなりの理由がいくつかあります。

一つは、その強い思弁性というか哲学性が、少なくとも一般の医者にとってハイブローになり過ぎたためでしょう。上質なものはそうでもないのですけれど、難解さを誇るみたいなものが出てきました。ディレッタンティズムの匂いと申しましょうか。そこで正面から取り組もう、臨床に取り入れようとする精神科医が減ってしまったのでしょうね。二つ目に、精神分析学の退潮があります。人間学的精神病理学にとって精神分析学とは、源泉のひとつでもあり対抗思想でもありという関係、同志でもありライバルでもありという創造的な関係にあったわけで、その分析学の衰えと精神病理学の衰えとは並行関係にあったと思われます。三つ目に、これはひょっとしたらということなのですが、「偏差値が高ければ医学部」という進学風潮が生まれてから医師の道を選ぶ人たち、ひいては精神科医になる人たちの資質、志向性のあり方もすこし変化したのかもわかりませんね。

精神分析学の退潮にも理由があります。フロイトが原理的に打ち立てた理論の枠組みの時代性や古典性が、現在の私たちの「こころ」のあり方や社会や文化のあり方にそのままは通用しがたくなったからです。実地臨床の面からいえば、そもそも治療を求める客層が変化しました。古典的なオーソドックスな精神分析が対象としたのは、週に何日も精神分析家のもとに通い詰め、長時間の分析を受けて料金を払う、そうした時間と経済力があり、悩みの解決にあたって自分の「こころ」のあり方を内省的にとらえてゆこう、掘り下げてゆこうという強いモチベーションをもった人たちでした。そうした余裕とモチベーションとをともにもっている人は社会的にかぎられていますね。そのような客層は現代では稀です。もっと別の人たちの悩みに応える精神療法が求められるようになりました。もちろん精神分析も、こうした変化に合わせて、さまざまな理論的再構築や技法修正を重ねてきましたが、その過程でときとして党派的といってもよい対立が起きた不幸もあったと思います。

人間学的精神病理学や精神分析学が精神医学のなかで旗色が悪くなったもう一つの理由をあげれば、実証性がないとの批判が強まったことでしょう。「無意識」がどうだとか「間主観性」がどうしたといっても、それは実体的に検証可能なものではありませんね。実証主義的な意味でエビデンス（証拠）に乏しく、あくまでも仮説であり、思弁的な概念ということになります。自然科学モデルによる科学概念に立つかぎり、そんなものは厳密な科学とは言えない、科学的学術論文としては通用しない。精神医学が科学実証主義に向かうなかで、人間学的精神病理学や精神分析学は退潮せざるをえなかったと申せます。精神医学というのは、昔からみずからの「科学性」に随分こだわる学問なのです。

現在の精神医学は、人間的、状況的、全体論的にではなくて、生物的、症状的、局在論的に精神障害をとらえてゆく趨勢にあります。つまり、症状から精神障害を見て、脳のかくかくの部分にかくかくかくの異常が起きているためにしかじかの症状が生じるというふうに、症状と脳の局所的な異常との対応関係に精神障害の本態を求めんとしてゆきます。精神障害を生物学的な障害、中枢神経系の物質過程における異常という視点からとらえるものですね。

こうした動向を端的に映し出しているのが、たとえば「DSM（Diagnostic and Statistical Manual of Mental Disorders）」というアメリカの精神医学会が作った精神障害の診断分類マニュアルで、これが今日の精神医学の公式的な診断分類としてわが国にも流布しています。皆さんも耳にされる「行為障害」とか「注意欠陥多動性障害（ADHD）」といった診断名はこのDSMのものですね。DSMはその第三版（DSMⅢ）以降、精神障害を病因や病理構造（病気のなりたちや仕組み）によって分けようとする伝統的な診断分類法を捨て、目に見える症状の形式的側面だけを目安に診断分類をするものになっています。

これは考えようによっては、とても簡便でプラグマティックなやり方と申せます。病因とか病理には未解明な部分も多く、これらを基準にした診断分類では、決着のつかぬ学説論争になりかねない面倒があります。また、診断者の臨床眼が問われます。精神障害のほとんどは血液検査やレントゲンのような客体的な検査によって物質的に診断が下せるものではなく、あくまで患者さんの言葉や行動を手がかりとした診断者の「判断」として診断されるものです。病理構造に基づく診断は、その訴えや言動の背後に潜む精神構造、つまり精神病理を状況全体のなかから掘りさげて診断するものですから、それだけ深い臨床経験や高い判断力が要求されます。DSMは、そのやり方を捨てたわけです。とりあえず目に見える症状だけをマニュアルに沿って数え上げて、それに基づいて診断名をつける約束にすれば、さほど臨床の練達度に左右されず、誰が診ても同じ「診断」になる確率が高くなります。そういう意味で利便性があり、それゆえに愛用されているのでしょう。

「こころ」とはなにか、精神現象とはなにか、人間とはなにか、という原理的な問いから精神障害にアプローチしてゆく人間学的観点からは、この現在のマニュアル化された精神医学はいかにも平板だなあ、の感は否めません。これまで述べましたように、この傾向が強まったのにはそれなりの理由があってのことですが、しかし、科学実証主義やプラグマティズムを追求するだけで、「こころ」の病、精神障害をとらえることはできるのか、ほんとうに病気の人への理解や援助につながるのか、の疑問は残ります。このあたりの疑問から出発してゆこうと思います。

†精神障害を「異常性」ととらえない

というわけで、まずここでの私のスタンスについてお話ししましょう。「こころの病」、精神疾患を深く見てゆくことで、どこかで「こころ」の本質を解く鍵が見出されるのではないかという人間学的精神病理学の立場。これは言い換えれば、精神障害を、精神障害ではない「こころ」のあり方、いわゆる正常な「こころ」のあり方とは異質なものとして切り離してとらえるのではなく、人間の精神現象のうちにはらまれている可能態として連続的にとらえる立場ということになります。精神障害とは普遍的な精神現象のはらむひとつのあり方に過ぎないと考えるのです。

ここでは精神障害を必ずしも「異常性」としてはとらえません。すなわち精神障害とは、たしかにある特殊性をもったこころのあり方ではあっても、本来あるべきこころのはたらきが壊れて欠損した状態とか、逆に本来ありえない異質なこころのはたらきが出現した状態とは考えないのです。条件次第でだれにでも起こる精神現象なのではないか。むしろ、人間のこころのはたらきが本来的にはらんでいるなんらかの要素や側面が強く現われると申しますか、ある鋭い現われ方をするのが「こころ」の病なのではないか。だから、そこにこそ「こころ」の本質を知る鍵が見て取れるのではないか。これが人間学的精神病理学の基本的な観点でしょう。私は途中で距離をおいたとお話をしましたけれども、もう一度その出発点に戻って、ここでの私のスタンスとしたいと思います。

そこで最初に、精神医学というものがどういう世界か、簡単な見取り図をお話ししておいたほうがこれからの話が分かりやすいでしょうし、私の立場も見えやすいでしょう。

†精神医学の二つの流れ

精神医学の世界は大きくわけて二つの流れからなりたっています。一つは「正統精神医学」と呼ばれる流れであり、もう一つは「力動精神医学」と呼ばれる流れです。外から眺めて精神医学の世界が分かりにくいとしたら、この世界は一枚岩ではなく、この二つの大きな流れが絡みあいつつ、対立しあい、かつ補いあって展開してきたためでしょう。

正統精神医学は、人間の「こころ」の世界や「こころ」の失調を、できるだけ脳の生物学的な仕組みにおいて理解しようとするものです。内科や外科など身体医学を直接のルーツとしているからですね。いうなれば「精神の身体医学」、「脳の内科学」を目指すものと申せばよいでしょうか。

これに対して、力動精神医学は、失調を「こころ」そのものの問題として、できるだけサイコロジカルな、心理・社会的な仕組みにおいてとらえようとするものです。こちらは、掘り下げれば西欧近代以前の文化の古層にまで淵源をたどれるかもしれませんが、直接にはフロイトの精神分析をルーツとしています。心身二元論的に言えば、かたや「身」の側から迫る精神医学、かたや「心」の側から迫る精神医学と分ければ、わかりやすいでしょう。

どちらの精神医学の流れも一九世紀、近代市民社会のなかから生まれてきたものでした。というより、そもそも近代以前に精神医学というものはありませんでした。精神医学が誕生するには、近代的な人間観が必要だったからでしょう。これはフランス革命の「人権宣言」にうたわれている「人間とは、ほんらいひとりひとり自立した自由で主体的な個人である」という人間観ですね。これは同時に、人間を本来的に理性的な存在、合理的な存在としてとらえる人間観でもあります。みずからを合理的な存在と考えないかぎり、自由や主体性は保証されません。自由や主体性の主張とは、自分たちは自分たちの力(理性)で正しくやってゆけるという主張ですから。現在の私たちも、この近代的人間観を共有して、それをベースに社会を営んでいます。

ところが、この新たな人間観を打ち立てた結果どうなったかというと、現実にはそのとおりにゆかないという事実に近代人はむしろ直面することになりました。実際には自分たちはなかなか自由にも主体的にも生きられず、けっこう非合理でバカなことばかりしている。これはいったいどうしたことか、という深刻な問いを突きつけられたわけです。人間の「こころ」のはらむ不自由さ、非合理性という問題ですね。

この問題にぶつかったところで、あらためてまわりを見回せば、まさにその「こころ」の不自由さや非合理さを端的なかたちで示している人たちがいました。「狂人」と呼ばれ、ときに畏れられ、おおむねは忌避されてきた人たちです。この人たちをどう考え、どう扱ったらよいのかが近代社会のひとつの課題となったのです。フランス革命まもなくの一七九〇年代、フランスの医師ピネルが、長く拘束されていたこの人たちを鎖から解放したのが精神医学の夜明けとされていますね。この挿話には神話化された面があり、実際にはピネルひとりの偉業というわけではなかったようですが、「狂人」であろうとも一個の主体的な個人であり、鎖に繋ぐべきではなく、病む者として医学的ケアの対象とすべきであるという近代的理念の台頭を象徴する挿話だったのです。

精神医学は、このような人間の「こころ」の示す大きな非合理性に着目するところから始まりましたが、そのとらえ方において先に申した二つの流れが出てきたのです。

†こころの二つのとらえ方

一つ目の流れが正統精神医学で、これは身体医学をルーツとしています。身体医学は、人間の身体とはきわめて合理的・合目的的に作られているという前提に立つものです。医学部に入ると生理学などで人間の身体メカニズムがいかに合理的にできているかを教えられます。血液循環にせよ免疫機構にせよ、なにをとっても実に精妙にできあがった生命維持の仕組みです。これだけ巧みで合理的な仕組みにもかかわらず身体に大きな失調（非合理）が生じたとすれば、それは感染症のように体外から病原体の侵襲を受けたり、癌のように体内に異常な細胞増殖が起きたりなど、なんらかの侵襲や故障が身体のどこかで起きたせいだ、ととらえます。それが「疾病」であり、その原因をなす侵襲や故障を取り除くのが「治療（原因療法）」だという考えが、近代身体医学のコンセプトです。

正統精神医学はこの身体医学のコンセプトをそのまま踏まえていますから、人間の精神機能はほんらい合理的なもので、もしそこに大きな非合理が生じたとしたら、それは精神機能をつかさどる脳のどこかに、なんらかの侵襲や故障が起きたためだととらえます。脳のどの個所にどんな生物学的な異常が起きているかを突きとめるのが精神医学の仕事というわけで、「生物主義」「局在論」に傾きます。これは人間を「本来的に合理的な存在」とみなす近代的人間観にそのまま立脚したものということができるでしょう。現在の精神医学は、この正統精神医学の流れが主流で、とりわけ大学のアカデミックな精神医学はそうなっていますね。

ところがこれに対して、実際には自分たちはなかなか自由にも主体的にも生きられず、けっこう非合理なことをしでかしているという現実から、むしろ、人間とは本来的に不自由で非合理なものなのではないかという発想に転じたのが、二つ目の流れ、フロイトにはじまる力動精神医学の流れでした。ただし、もちろん、人間はでたらめに非合理というわけではなく、非合理には非合理なりの理由がある。人間の「こころ」の心理学的な成り立ちと構造とに不自由と非合理の根拠があって、その成り立ちや構造を合理的に解き明かすことはできる。それが精神分析学なのだ、というのがフロイトの考えでした。ここでは「こころ」というものの構造的なあり方を、その病理的な失調形態をも含めて、さまざまな背景状況やメンタルな諸力の合わさったダイナミックな複合体としてとらえてゆきますから、「心理主義」「全体論」に傾きます。

精神分析学には、人間はなぜかくも不自由なのか、なぜかくも不合理に振舞ってしまうのかという近代的人間観が突き当たった問いへ、ひとつの原理的な答えを与えようとした知の体系という色彩が色濃くあります。それゆえ、たんなる神経症の治療技術としてではなく、精神医学の領域を超えて、大きな理論体系として近代知識人にとって（うけいれるにせよ批判するにせよ）強い思想的なインパクトを与え続けてきたのでしょう。

ちなみに、近代的人間観の理念とは裏腹に現実の人間はなぜかくも不自由なのか、という問いにやはり原理的に答えようとしたもうひとりの思想家がいました。マルクスですね。

マルクスは「こころ」の成り立ちや構造ではなく、「社会」の成り立ちと構造のうちにその答えを探っていったわけですが。フロイトの思想については、またいつかくわしくお話しする機会があるかもしれません。

†こころの正常と異常

こうして見ますと、精神医学の二つの流れ、正統精神医学と力動精神医学とは、たんに生物主義か心理主義か、局在論か全体論かというちがいを超えて、近代社会において人間という存在をどうとらえるかという人間観の深いちがいを根底においていると考えることができます。これはどちらか一方に軍配が上がるというものではなく、基本的には相補的なものでしょう。実践的な臨床医なら片方だけで押してゆく者はいないと思います。ただ、人間をどう考えるかのスタンスにおいて申せば、私自身の人間観、人間理解の軸足は後者に近いものです。ここでは、その立場で考えを進めてゆきましょう。

正統精神医学では、人間は本来的に合理的だという見地に立ちますから、「正常」と「異常」との境界をはっきりさせようとします。合理（正常）と非合理（異常）の間にはなんらかの質的な絶対差があって、非合理なものは「障害」であるはずだという考えですね。

この方向にあるアメリカのＤＳＭの診断分類マニュアルをみますと、改訂ごとに「精神障害」の種類が細かく増えています。マジョリティの基準から逸脱した、その意味で「非合理」な行動類型を次々に「障害 disorder」として診断分類に繰り込むからでしょうね。その結果、ＤＳＭの第四版に記された各障害の有病率を単純に集計すると、アメリカ人の三割から四割近くがなんらかの「精神障害」という計算になってしまうほどです。

これに対して力動精神医学では、人間は本来的に非合理だという見地に立ちますから、「正常」と「異常」とを峻別しないで、むしろゆるやかな連続性のうえで理解しようとします。その点では、人間の「こころ」にはなにがおきても驚かない、というところがあります。

たとえば昨今の少年事件で「ふつうの子」が「とんでもないこと」をしでかして！という驚き方がよくされますでしょう。「ふつうの子が危ない！」とか。これは「正常（ふつうの子）」と「異常（とんでもないこと）」とを別次元のものとしてとらえるところから生じる驚きや危機感ですね。そこから「ふつう」に見える子どもたちの脳のどこかに未知の「異常」が起きているのではないか、電子ゲームの過剰刺激や環境ホルモンが中枢神経系を侵襲しているのではないか、といった発想が出てくるわけです。

力動精神医学ではそのような驚き方はせず、それも人間にはありうることだ、まして成長途上の未熟で無分別な子どもなのだからなにをしでかしても驚くにはあたらぬととらえ、そのうえでそのような事件も引き起こしうる人間の「こころ」とはなにか、「こころ」の成熟・未熟とはなにかを考えようとします。先に、人間学的精神病理学では精神障害を必ずしも「異常性」としてはとらえず、人間の精神現象が人間の精神現象ゆえに普遍的にはらんでいるひとつの可能態としてとらえるとお話ししましたが、それがここのところですね。

この観点から「こころの病」について考えてゆくことにしましょう。

†対比するという方法

先に、もう一つ方法的なことをお話しします。

精神病理学の伝統的な方法として、分裂病（統合失調症）はかくかく、それに対して躁鬱病はしかじか、といった対比でもってそれぞれの病気の構造的な特質を語ってゆくというやり方がよく選ばれます。

たとえば私に身近なところでは木村敏先生が、時間論の視点から、分裂病に親和性をもつ（罹りやすい）人の基本的な生きる構えは「アンテ・フェストゥム」で、いっぽう躁鬱病に親和性をもつ（罹りやすい）人は「ポスト・フェストゥム」である、といったとらえ方をされていました。くわしい説明は省きますが、平たく申せば、分裂病のほうに窓が開いている人はこころの視線が先へ先へと向かう、未来を先どりする心性（アンテ・フェストゥム）の持ち主、躁鬱病に窓が開いている人は逆に視線が後ろのほうに向かう、過去の経験の積み重ねに立つ心性（ポスト・フェストゥム）の持ち主で、これがそれぞれの発病状況や病理、病状のあり方を特徴づけているというものです。

人間以外の生物は時間概念などもたず、たえず「いま」を生きていますね。ところが人間はそうではなく、精神生活において「過去」や「未来」をたえず「いま」に繰り込みながら生きている存在でしょう。人間は本質として時間を生きています。その際、後先いずれも過不足なく両者バランスよく指向して、とはなかなかゆかないのが人間です。私たちの生きる構えは一般に先（未来）にのめるか、後（過去）に引きずられるかのどちらかにぶれやすいわけでして、従って私たちの精神生活の大きな失調は、このどちらかのぶれの失調形態として現われてもふしぎではありません。二大精神病と呼ばれ、その発病頻度の多さからも特徴的な病像からも代表的かつ典型的な精神疾患とされる分裂病と躁鬱病のふたつは、まさしく、このいずれかの失調形態を精神現象としてそれぞれに体現しているのではあるまいか。人間学的精神病理学というのは、こういう理路を精緻にたどってゆく学問なのです。

さて、右は一例ですが、このように病気と病気との対比や差異をとりだすことで本質をとらえてゆこうとする精神病理学の手法には理由がふたつほどありそうです。

　ひとつは、すでに申し上げたとおり精神障害の多くは、組織検査で癌細胞がみつかればこれは癌と決まり、というような物質的・客体的な、つまり絶対的な決定点があって、それによってこれはこの病気と診断分類の座標のなかに定位できるものではありません。これはいってみれば、その病気の位置を考えようとするとき、ひとつの座標上のこの一点にあるというふうには定まらないことを意味します。「絶対診断」はできないのです。このようなとき、それぞれの点の座標は定位できなくても、点と点との相対的な位置関係や距離は測れるはずだとして、分裂病はこうで躁鬱病はこう、というふうに対比的に特質をとらえてゆくやり方が、苦肉の策かもしれませんが、選ばれるわけです。

　もうひとつは、人間学的精神病理学では精神障害の病態や症状をたんに脳の故障の結果たまたま生じる異常で無意味なノイズと見るのではなくて、精神現象のひとつの可能態、私たちの「こころ」のはたらきに普遍的にはらまれているもののひとつの現われ方と見て、そこから逆に「こころ」というものの本質を探ってゆくのだとお話ししましたね。私たちはしばしば自分たちの「こころ」のはたらきやあり方を、やはり対比させたり対置させることで理解したり明確化しようとします。たとえば「知」に対して「情」、「喜び」に対して「悲しみ」、「外向」に対して「内向」などなど。「こころ」という、実体としてはとらえられないはたらきを分節化するには、やはり、相対的な対比を通してそれぞれの性質をとらえるやり方が採られます。人間学的精神病理学にとって、「こころ」の病理をとらえるのも、「こころ」のはたらきをとらえる試みにほかなりませんから、その点からもこの方法が選ばれるといえます。

こうした方法的伝統にことさらならって、という次第でもありませんけれど、これから三つほどの精神医学的な障害や問題を取り上げて、それらを見くらべながら、今回のテーマ、「こころ」の本質とはなにか、を考えてゆきましょう。

†三つのふしぎ――統合失調症、不登校、自閉症

人間のできる仕事はかぎられていて、結局、キャリアのはじめにぶつかった問いをずっと考え続けて終わるところがあります。私が精神科医になって、これはどういうことか、じつにふしぎだ、精神科医としてのキャリアのなかでいつか自分なりに答えを見出せるだろうか、と首をかしげた問題が三つほどありました。

一つ目は、統合失調症（精神分裂病）の問題です。久しく用いられてきた「精神分裂病」という言葉は、schizophrenia の訳語ですけれど、適訳とは言いがたく、現在では「統合失調症」という訳語が公式に用いられる決まりになりました。私もこちらのほうがベター

と考えており、臨床の場ではこちらを使っています。ただ、ここでは、「分裂病」の用語でもって勉強したり考えたりディスカッションしていた頃を振り返りつつの話ですので、すでにここまでにも用いましたが、思い出や連想をたどる都合上、「分裂病」も出てくることをお許しください。

人間学的精神病理学にとって分裂病はとても大事なテーマで、この病気に対する精神病理学的な掘り下げはたいへん熱心に取り組まれました。分裂病にこそ、人間存在の秘密がみてとれるのではないか。人間の「こころ」の謎を解く鍵が隠されているのではないか、人間のもつ本質が潜んでいるのではないか。そういった思い入れのようなものが、精神病理学者のなかには深くあったと思います。

私が精神科医になった当時は、年に一度、『分裂病の精神病理』という本が東大出版会から出されていました。よく売れたし、よく読まれたし、そこに論文を載せてもらうのはなかなかの意味をもっていました。実際、上質な論文がたくさん掲載されましたね。十年以上続いて、出版社をかえてさらに出ていますが、ほそぼそとなっているようで……。いまは多重人格やPTSDのほうに精神病理の関心はシフトした気配ですけれど、当時は分裂病の問題を解き明かすことが精神病理学者の大きな使命だと考えられていたのです。別に謎が解けてしまったから関心が移ったわけではなく、研究にもはやりすたりとか、モードみたいなものがあるのでしょう。この病気をどう理解するかが、私の最初にぶつかった謎でした。

二つ目は、私は児童福祉にもかかわり、また思春期の問題を考えてきましたけれども、そのなかで当初、不登校が大きな謎でした。現在かかわっておられる方はべつに「ふしぎ」の感は抱かないだろうと思いますが、私どもが出会った当初はとてもふしぎな現象だったのです。だからこそ、精神医学がかかわりをもつことになったと申せるでしょう。

時代を振り返ってみますと、現在、中学生の長欠率（年間五〇日以上欠席した生徒の比率）が二パーセントを超え、三パーセントに迫らんとしていると騒がれていますけれども、一九四〇年代から五〇年代には五パーセント六パーセントの長欠率はあたり前でした。学校を休む子どもの割合は、今よりずっと多かったわけですが、当時は「不登校」なる概念はありませんでした。いわば「リーズナブル（?）」に学校を休んでいたからです。

戦後まもない時代は、社会全体が貧しく、子どもの栄養障害や慢性疾患もたくさんありましたから、病にふせって学校に行かれないとか、家が困窮して学校どころではないとか、そんな子どもたちが今は想像もつかぬほどたくさんいて、欠席はありふれたことでした。中学校の義務教育化は一九四七年でしたが、親がわが子を中学にいかせる必要を感じない家庭もたくさんありました。農林水産業が日本の基幹産業だった時代で、「田を耕し魚を獲るのに数学だの英語はいらない、それよりワシが一丁前の百姓や漁師に仕込んでやる」といった親たちです。勉強が嫌いでサボる子どもたちも少なくありませんでした。疾病だったり、生活困窮だったり、親が教育に価値を認めなかったり、勉強が嫌いだったり、それで休んでしまうのは、よしあしはともかく、ちゃんと筋は通っている。つまり合理的な現象とみなされ、精神医学の対象と考える者はいませんでした。

ところが、六〇年代を過ぎて、新たに現われた「不登校」、その頃の名称では「学校恐怖症」とか「登校拒否」と呼ばれた子どもたちがどうだったかと申しますと、身体の病気はむろんみつからず、鬱病とか、なになに病とか、これまで知られていた精神疾患の診断にも該当しません。家は豊かですし、親も教育の価値を認めむしろ教育熱心ですし、本人も勉強嫌いどころか勉強は好きで成績もよく、非行はなく、友だちもたくさんいて、体罰とかイジメとか学校を忌避したくなる要因もまったくみつかりません。また、この時期の不登校は小学校低学年がほとんどで、受験の重圧だの進学競争だの、そんな負荷も考えられません。なのに、なぜか学校へ行けない子どもたちだったのです。本人自身も、なぜ行けないのか説明ができません。

つまり、従来知られていた学校を休む理由や要因がなにひとつみあたらないのに、なぜか学校に行けない。これは実にふしぎで、非合理な現象と見られて、そこで精神科医のもとを訪れるようになったわけですね。社会全体としては長欠率が大きく低下して子どもたちの大部分が登校してあたり前になってきた六〇年代に入って、こうした謎めいた「学校を休む子ども」がにわかに登場してきたのです。

次の引用は、六〇年代、そうした子どもとの最初の出会いを児童福祉施設のスタッフが回顧した文章です。ふしぎさと戸惑いがよく語られています。

小学校五年生の女児（登校拒否）。入所日にはベレー帽を粋に被り、挨拶も礼儀正しく、至極平然とした態度であった。一見すると、どこかのお嬢さんが場違いな所に姿を現したという感じ。身体にも異常がなく、学校も勉強も好きなのに朝になるとどうしても家をでることができないという。まさに魔法にかかったお嬢さんとしか思えなかった。
（竹淵陽三「情短施設・大阪児童院とのかかわりを振り返って」『心理治療と治療教育』二号、一九九〇）

駆け出しの頃に謎だった三つ目は、自閉症の子どもたちでした。私は「遊戯療法」といって、この子どもたちと一緒に遊ぶところからかかわりをはじめたのですけれど、一緒に遊ぶということ自体が難しい子どもたちでした。なんとかかかわりを持とうとするこちらの接近をフワーッとすりぬけてしまうのです。いったい、この子どもたちには世界はどう見えているのだろうか、どんな体験を生きているのだろうか、その子たちのふるまいが、とてもふしぎでした。しかも、自閉症をどうとらえるのかの学術研究においては諸説紛々で、児童精神医学の大きな謎としてありました。この謎を自分なりにどこまで解いてゆけるだろうか、そんなことをとつおいつ考えたものでした。

さて、この三つの問題にそって、人間とはなにか、「こころ」とはなにかを考えていけたら、と存じます。もちろんたやすく答えなど出せない問題でしょうけれども。

第二章　統合失調症というこころの体験

†統合失調症のふしぎ

　まず、統合失調症（分裂病）の話から入っていこうと思います。

　この病の患者さんに接しはじめたとき、一番ふしぎだったのは、幻覚や妄想自体は格別ふしぎではなくて、これは誰でもありうるよね、という感じでした。夜、床に入って眠りに入りかけるあわいに、ふと名を呼ばれた気がしてハッと目が覚めたり、人によっては音楽が聞こえたり、なにかの光景が目の前に浮かんだりすることがありますね。入眠時幻覚と言いますが、これは別に病的ではない現象として通常にもあるわけです。つまり人間は、幻覚を体験するという「こころ」のはたらきをひとつの能力、可能態としてもっていると考えられます。

　でも、ふだんあまり役に立たない能力ですね。シャーマンかなにかになれば別でしょうけれども。シャーマンは、おそらく、こうした能力を引き出す訓練をして、それによって仕事をしているわけしょうね。シャーマンのトレーニングは、こうした精神現象の出没をいかにコントロールできるようになるかにあるのでしょう。

妄想も、それ自体は驚くにはあたりません。人間は、しばしば自分なりの信念を抱きますし、客観的に見たら間違っている信念だって、けっこう抱きます。妄想の定義は「訂正不能の信念」と習ったものです。いかに客観的な反証を突きつけられても、論理的な矛盾を指摘されても頑として訂正されない信念を妄想という、と教科書的には教わりました。これは人間の思考とはほんらい合理的なものであって、事実や論理に照らして矛盾にぶつかれば理性によって訂正されるはずだ、それでも訂正されないものは非合理な信念であって、病的なものとして「妄想」と呼ぼうという理屈でしょうね。

でも、訂正されない信念なんていくらもあります。逆にいえば、あなたの信念が妄想ではない根拠はなんですかと根問いのように問い詰められてゆけば困ってしまわないでしょうか。なんらかの信念から自由になれないこと自体は、私たちにとってふしぎなことではありません。人間の精神能力のなかには、妄想ないし信念を抱くという「こころ」のはたらきがはらまれているというほかありません。

患者さんと接しはじめた頃、私がふしぎでならなかったのは、幻覚や妄想の内容でした。統合失調症の人には幻覚のうちでも幻聴がとても多いのですが、それはほとんどが自分を非難する声や責める声、脅かす声、自分を苦しめる声なのです。妄想も被害的で、自分は迫害されている、責められているという辛くて苦しいものがほとんどですね。大きな不安や恐怖を惹起させる、ことさら自分を苦しめ苛む幻覚や妄想ばかりがどうして起きるのか。これはどういうことか、とふしぎでならなかったのです。どうせなら、もっとこころを楽にしてくれる幻覚や妄想のほうがよいのに、なぜそうならないのでしょうか。

精神分析の考えでは、症状をたんになんらかの故障の結果起こった偶発的な異常現象とみなすのではなく、分析の言葉では「防衛」と呼びますが、より苦しい葛藤や困難なこころの状態に追い詰められないよう、その症状によって辛くもこころを破綻から護っている面もあるというとらえ方をします。精神分析とかぎらず身体医学でも、たとえば風邪の発熱という症状は、ただ困った症状なのではなく、体温上昇によってウィルスの増殖を防いで悪化から護る役目を果たしているとするとらえ方がありますでしょう。

それからもうひとつ、「疾病利得」と言いますが、病気や症状があることで、なんらかの生活的・社会的なメリットも半面では得られるという見方があります。さもなければ生活的・社会的により困難な状況に置かれかねないところを、病気や症状をもつことによって一面では保護される。病気にはそんな反対給付もあるという考え方を精神分析ではします。単純な例でいえば、病気で寝込んでいる間はふだんよりもいたわってもらえる、きつい労働を休めるなんていうのも、ちょっとした疾病利得でしょうね。逆にいえば、なんの疾病利得も与えられない状態で病人であるのはたいへんに辛いことになります。

これらの考えに立てば、妄想や幻覚もなんらかの「防衛」の役割を果たすなり、なにがしかの「疾病利得」をもたらしている面があるのでは、となります。しかし、かくも不安や恐れに苛まれる苦しい幻覚や妄想によってどんな防衛や疾病利得が期待できるというのか。重い患者さんの場合、何年も何年も、苦しみ続けています。これはどうしたことか、とても疑問でいろいろ考えてみたものです。

†統合失調症の苦しみと三つの可能性

三点ほど可能性を私なりに考えてみました。

一つ目は、統合失調症の妄想や幻覚のすべてが苦しいものではなく、なかには楽しいものであったり、自分を励ましてくれるものだったり、安心させてくれるものだったり、そういう統合失調症の人もいるのかもしれないという可能性です。ただ、そういう人たちは私ども精神科医のところには現われず、社会の一隅につつがなく暮らしているのかもしれない。つまり病気として浮かび上がってこないのではないか。苦しい幻覚や妄想に苛まれる人だけが医者の前に現われるから、医者の目には妄想や幻覚は苦しいものばかりだと見えるのではないだろうか。

二つ目は、統合失調症の幻覚や妄想は確かに苦しくて辛いものがほとんどだけれども、それでもないよりはまだましなくらいこの病の本態は辛くて苦しいものなのかもしれないという可能性です。そんな幻覚や妄想でもあったほうがベターといわぬまでもセカンドワーストで、及ばずながらも防衛としてはたらくとか疾病利得を少しはもたらすとかの可能性があるのかもしれない。もしそれさえなかったら、ますます耐えがたい状態がこの病気ではなかろうか。

三つ目は、人間学的精神病理学の立場では、精神障害とは人間の「こころ」のはたらきが普遍的にはらんでいるものが、むしろ先鋭化して失調形態として現われるものではないか、そう考えると申しましたが、統合失調症の幻覚や妄想にうかがわれる恐怖やおびえは、実は私たちもまたこころの奥底にどこかうっすらと潜ませているものなのでは、というものです。だれの「こころ」にも普遍的に宿されているおそれやおびえ、不安や疑いが、ある強いかたちで鋭く表現されざるをえなくなったものではないか。なまじっかな客観事実や理屈を突きつけられても訂正されがたいのは、それがまぼろしのようなものではなく、人間だれしもの奥底深くに「現にある」おそれやおびえの現われだからなのではなかろうか。そんな可能性も考えてみました。

この三つが私の考えた可能性です。これはまったくの仮説であって、正統精神医学の立場からエビデンス（科学的証拠）は？と聞かれたら答えようのないものではありますが、まあ、こんなふうに考えたわけです。

一番目は、可能性としてはまったくないわけではないかもしれません。患者さんのなかには励ましてくれたり、アドバイスをしてくれたりする幻聴を体験されるかたが少数ながらいますから。ただ、ハッピイな妄想や幻覚のなかで幸福に暮らしている統合失調症の人は、もしいたとしても、やっぱり、ごく少数ではなかろうかと思います。

二番目、三番目の可能性は、かなりありうるかもしれないという気がします。どうしてかは、これからこの病の体験とはどういうものかについて、もう少し踏み込んでお話ししていくなかで考えてゆきましょう。

†統合失調症のポイント

この病気の教科書的な説明は省かせていただいて、私がこの病気について考えるとき、いくつかポイントとしていることがあり、そこからお話しします。三つ挙げましょう。

（1）ありふれた病気：まず一つ目のポイントは、ごくありふれた病気だということです。

統計データが示すところでは、頻度はおよそ人口千人あたり七人から九人の間、平均すれば千人に八人くらいがこの病気という数字になっています。百人に一人弱で、非常に多い、つまりありふれた病気だとおわかりでしょう。さほど例外的な特殊現象ではなく、だれしもがなりうる病気とお考えください。

そのわりに目に触れないと言われるかもしれません。重い病態のかたは病院や自宅で療養していて社会の前面には出てきませんし、軽いかたやもうよくなったかたはふつうに暮らしておられるから、これも目立たないのでしょう。「先月、胃潰瘍で入院してね」とか「久しく糖尿病でねえ」という会話は日常ありふれていても、「統合失調症で入院してね」という会話はあまりなされないかもしれません。これはたんに偏見や差別があるから隠されているのではなく、そういう面もあるかもしれませんが、それだけではなく、「こころの病」のもつ、ある性質によっているといると思います。

自分の内面で起こった、とても大変だった体験や深い苦しみは、そうおいそれとはだれにでも話せることがらではありませんね。深い関係の人、ほんとうに信頼のおける人以外に不用意に語れることがらではないのです。人間の内面の世界とはそういうものですね。逆に、だれにでも無防備にあけすけに話してしまう人はちょっと心配です。ですから、「カミングアウト」は積極的な意味ばかりでなく、リスクもはらんでいます。なにか、「こころのうぶ毛」をすり減らしかねないリスクです。

大きな「こころの病」を経てきた人の多くは、病の体験は知る人だけが知ってくれていればよいというふうにして、ふつうの人たちの間でふつうの人として生きているのだと思います。患者さんから「病気のこと、話したほうがよいでしょうか?」と尋ねられることがあります。もちろん、ときと場合によるわけですが、一般論でいえば「これはあなたにとって大変でもあり深い体験でもあったのだから、そっとしまっておくこともたいせつで、あまり不用意に話さないほうがよいかもしれない」と伝えることがあります。「あなたにとって、ほんとうに話してもよいと思える人に出会えるまでは、ね」と言い添えたりすることもありますが。このあたりのデリケートな機微をぬきに「告知」とか「カミングアウト」を単純に開けた進歩的なあり方のように思いなすことには、私はいささかの疑義があります。

(2) 中枢神経系の軽い失調:二つ目は、この病気は中枢神経系に何らかの失調が起きている状態だと一応は説明できます。「一応」とふくみをもたせるのは、それですべてが説明できるかどうかはまだわからないからです。たとえば、生物学的研究は脳内の神経シナプス(神経細胞と神経細胞とのつなぎ目)において、ドーパミンなどの神経伝達物質の過剰が生じていて、これが症状発現と相関している事実を明らかにしています。治療薬もこの部分に作用しています。統合失調症とは「脳のドーパミン過剰症」に過ぎないと言いきってしまえれば単純明快でよいのですが、残念ながらいまのところ、それで病気の全体像がとらえられるかどうかは未解明です。そもそもドーパミンの過剰が、統合失調症を引き起こしている病因的異常なのか、逆に(たとえば感染症において白血球が過剰になるのに似た)修復機転なのかも研究者によって考えが分かれるようです。ただ、いずれにせよ、中枢神経系のどんな生物学的失調であれ、それはごく軽微な失調であろうとまでは予測できそうに私は思います。

軽微と考える理由のひとつは〇・八パーセントという病気の頻度の高さです。中枢神経の深甚な異変がそんなに高頻度に起きるとは考えにくいですね。高い発生頻度をもつのは軽い失調だからでしょう。実際、統合失調症では、たとえばハンチントン病とか、BSE(狂牛病)で話題になったクロイツフェルト・ヤコブ病のように中枢神経系がはっきりと非可逆的に侵されてゆくような進行をみせません。これらの疾患では、さまざまな精神症状にはじまり知能障害も進んで最終的には生命もおびやかされますね。まさに中枢神経系の重いダメージに基づく精神障害ですが、そのかわり発病の頻度は百万人に何人というオーダーで桁違いに低いものです。

ところがこの統合失調症では、苦しみのあまり自殺してしまう患者さんはいますけれども、病気そのもので生命がおびやかされることはまずありません。一般に知能障害もおきません。病気の重い軽いをなにで判断するかは難しいところですが、生物学的な意味で死に近いか遠いかを基準にする身体医学的観点をとるかぎり、ごく軽い病気と言えます。

中枢神経系の失調としては軽いものと考えられるもうひとつの理由は、症状や経過がきわめて多彩であることとです。統合失調症の症状や病状の推移は多彩で、そして不安定です。患者ごとに症状が多様多彩であり、またひとりの患者さんのなかでも症状がいろいろ移ったり、回復したり再発したりというように揺らぎが大きく見られます。不安定なのですね。

機械に喩えた場合、大きな故障では症状はシンプルで安定しています。自動車のエンジンが大きな故障をした場合には、「動かない」というような固定的で単純明確なかたちで故障の症状が現われます。ところが、エンジンが微妙に調子が悪いといった軽微な故障のときは、動いたり動かなかったり、走るけれどもガタついたり、滑らかに走ったかと思えば急にエンストしたり、症状の現われ方は気まぐれで不安定で多彩になります。同じ理屈で、統合失調症において脳に何らかの失調が起きているとすれば、それは軽微でデリケートな失調であろうと私は考えます。これが二つ目のポイントです。

（3）社会生活上の重い困難：三つ目のポイントは、以上のように考えるかぎり、比較的ありふれて生じる軽微な失調であるはずのものが、なぜ生活上では大きな困難を強い、こころの体験としてはきわめて苦しみの大きい病態を招いてしまうのかということです。精神科医であれば、この病気を手軽く考える者はいなくて、やはりないがしろにできない重い事態だと受けとめます。これをどう考えたらよいのでしょうか。

病気の軽重を死に近いか遠いかで測るやり方のほか、治りにくいか治りやすいかで測るやり方も考えられます。回復しにくい難治な病気ほど重いという考え方です。この点からはどうでしょうか。有名なデータとして一九四一年にマンフレット・ブロイラーというスイスの精神医学者が自分の病院でずっと診てきた統合失調症患者の経過報告をしたものがあります。三〇〇人以上の患者を二〇年以上追跡調査したデータです。さきに申しあげたとおり、この病気は多彩で病状の変化の仕方もまちまちで、多様な揺らぎを示しながら経過しており、それをブロイラーは七つぐらいのパターンに分けています。細かいところは省いて最後の結果をみますと、おおよそ二五〜三〇パーセントは治癒、三五〜五〇パーセントは慢性軽症状態に落着き、残りが慢性重症化という結果になっています。

この数字から、いや、けっこう治るじゃないかと思われるでしょうか。いや、なかなか治らないなと思われるでしょうか。予後が①病気離れする治癒、②そこそこ病気と折り合いをつけてしのいでいる慢性軽症状態、③病気と折り合いのつかないままの慢性重症状態、とにざっと三分されるのは、統合失調症にかぎらず、身体の病気でもいわゆる慢性疾患には比較的ありふれたパターンではないかという気がいたします。糖尿病とかリウマチとか、慢性疾患の多くは②のレベルでそこそこコントロールされているのがむしろふつうでしょう。ただ、身体疾患では③慢性重症状態に相当するものはしばしば死にいたるため、統計上はずっと数字が小さくなりますが。

このブロイラーのデータが重要なのは、有効な薬物療法が発見されていなかった時代のデータで、静養や看護など社会的・心理的なケアだけでこの病気がどれくらい回復しうるかを示しているものだからです。ブロイラーは六八年に新たな報告を出していますが、そこでは慢性重症化の占める割合はずっと下がっています。治療が進歩したのでしょう。その後の調査からは、予後が悪く慢性重症化するケース（③）の割合は、一〇～一五パーセント程だろうとみられます。

こうしてひろく眺めれば、統合失調症は通念的に思われているほど予後は悪くはなく、かならずしも「重い病気」とは言えません。ただし、ブロイラーのデータが長期観察に基づいていることにも窺えるように、しっかりした回復を見届けるまでには時間を要する病気と言わねばなりません。人生これからという青年期に発病の大きなピークがあり、その時期に半年、一年、ときにはそれ以上の療養をしなければならないのは、社会人としての回り道やハンディを強いられることにもなり、これも軽視できる問題とは言えません。また、個々にみれば社会生活がとても困難になる慢性重症化のケースも一定割合生じるわけで、これはないがしろにできず、なぜそういうケースが生じるのかというのも、大きな解くべき問題です。

生物学的には軽い失調であるはずのものが、社会生活的には大きな負荷や困難をもたらすのがこの病気の特質で、ここにやはり人間の「こころ」というものの本質が隠されているように思うのです。

†統合失調症のはじまりとそのプロセス

患者さんは病気になってからはじめて診察室を訪れるものですから、医者は病気に詳しいようでいて、病気がどのようにはじまり、どう病気となってゆくのか、発病のプロセスを直接的・継続的に観察した経験にとぼしいのがふつうです。とくに精神科では病気のはじまりから受診に至るまでのタイムラグが長いことが多いので、病気としてすでにできあがった（できあがったという言い方はおかしいかもしれませんが）状態になった患者さんにであうところから臨床がはじまるのが一般的です。精神的健康とされる状態から病理的な状態への移行のプロセスというのは、だから存外わからないところがあります。

病気は青天の霹靂のように突如降ってわくのではなく、健康と呼ばれる状態から病気と呼ばれる状態へと移ってゆく一連のプロセスをもっています。とりわけ正常と異常とを連続的にとらえる見地からは、この移行のプロセスはたいせつな課題になります。統合失調症の典型的な症状とされるものが、どんなふうに芽生え、それがどう典型症状へとかたちづくられてゆくのかを考えてみようと思います。

ドイツのコンラートという精神科医がその名も『分裂病のはじまり Die beginnende Schizophrenie』という有名な本を書いています。コンラートは軍医でした。第二次大戦中、兵営や前線で発病する兵士がたくさんいて、その発病の過程をまのあたりに観察できたのですね。息詰まる記述があります。それから私の臨床のお師匠さんにあたる中井久夫先生には、『分裂病の精神病理』の第三巻（一九七四）所載の「分裂病の発病過程とその転導」、第八巻（一九七九）所載の「奇妙な静けさとざわめきとひしめき」という論文があります。現在は中井久夫著作集の第一巻と第四巻にそれぞれ入っていますから、ぜひ読まれるとよいでしょう。私たちの体験世界とつながったかたちでこの病気を理解できるだろうと思います。

これから、その中井先生からの受け売りで統合失調症がどんなふうにはじまってゆくかをお話ししたうえで、考えてみましょう。先に申し上げたようにこの病気の経過や症状は多様多彩ですから、ひとつのモデルとして図式化して描いたものだとお断りしておきます。

この病気の特徴のひとつは好発する時期が青年期に集中していることです。脳が十分な成熟に達した時点が発病のピークになるわけで、中枢神経系のなんらかの生物学的失調という観点からすれば、中枢神経系が未成熟な幼小児期でもなければ退行にむかう老年期でもなく、この時期を選んで特異的に生じやすい生物学的失調とはどんな失調かが、ひとつの考えどころかもしれません。いっぽう社会的・心理的な観点からみれば、青年期とはどういう問題にぶつかる時期なのかが、考えどころになるでしょう。

余裕をもってゆったりやれている心理状態から統合失調症が始まるケースはまずありません。なんらかの無理や焦りが心理背景にあって、それが煮詰まっていったとき、あるところから発病に傾斜してゆきます。青年期とは、進学、就職、恋愛など自分の将来に大きく関わる岐路や選択にぶつかるときですね。これは、たんに「人生設計」の問題にとどまらず、ときとして「自分なる存在」をどうあらしめるかという、少し大げさにいえば存在論的なテーマをはらんで迫ります。「なるようになるさ」「明日は明日の風が吹く」でやれればよいのでしょうけれども、人間、なかなかそうはゆきません。未来への迷いや不安、それにともなう無理や焦りを多かれ少なかれ強いられるのが、むしろふつうです。とりわけ、「アンテ・フェストゥム」で、こころの視線が先へ先へと伸びるタイプの人、遠くに向かってアンテナを鋭敏にそばだてる人にとって、これはいっそうでしょう。そもそも青年期とは一般的にいっても、こころの視線が過去より未来に向かい、焦燥にまきこまれやすいときではないでしょうか。

その成否がこの先の自分の人生や存在を左右しうると感じた問題を前にしたとき、私たちは大きな努力を強いられるのがふつうでしょう。その努力の払い方には個々人によってパターンがわかれるでしょうけれども、それが成否への不安に強く彩られたり、一念発起的な努力や背水の陣的な努力になったりした場合、焦りや無理が努力に加わりやすくなります。はりつめた努力となります。

過度にはりつめられたなかでの努力は、こころの視野を狭窄や孤立のほうへと誘い込んでゆきがちです。ゆとりをもって全体をみわたせず、些事が大事のように切迫したり、逆に大きなことが視野から抜けたり、どこか空転しつつ、孤独に苦闘しているみたいなこころの状態——こうした体験そのものは別に病的ではなく、とりわけ思春期、青年期のひとコマを振り返ってみれば、大なり小なり、思いあたるかたも少なくないかと存じます。でも、多くの場合は、このあたりか、それ以前に引き返せているでしょう。おのずと無理が続かなくなって降りてしまう、というのがよくあるパターンではないかと思います。無理がきかない、無理が続かないのは健やかな現象です。そこでなお無理やりに無理を続けないかぎりは……。

なおも休まず（休めず）無理が続けられると失調へ大きく傾きはじめます。さまざまな自律神経系の乱れによる身体の不調和が起こります。頭痛とか下痢とか微熱とか、いろいろなからだの微妙な乱れです。それに睡眠の乱れが加わります。熟睡できない、悪夢をみる、やがて不眠がくるというように。これらは身体からの警鐘だと考えるとわかりやすいかもしれません。ここで体調が悪いからとか眠れないからとかでしっかり休んでしまえば、引き返すことができるでしょう。眠りはこころを護る最後の防波堤ですから、この病気とかぎらず、不眠が訪れたら赤信号と思ってください。

†クリティカルポイント（臨界期）

ここを過ぎますと、じりじりと傾いてきた船がある一点で復元力を失い急速に傾いて水に呑みこまれるみたいに臨床的な「発病」にいたります。中井先生は発病の「臨界期」と呼んでおられます。クリティカルポイントですね。

不眠状態と表裏一体の現象かもしれませんが、超覚醒と呼ばれる状態が現われます。不眠のとき、妙に頭だけが冴える感じになることがありますね。それがさらに鋭くなったものと考えればよいでしょう。眠り足りたあとの頭のおだやかな清明さとはちがって、どこか不穏な冴えです。超覚醒のなかで聴覚をはじめ諸感覚が鋭くとがってきます。知覚過敏です。そしてこういうときは、「アンテ・フェストゥム」の心性の持ち主はとりわけですが、遠くのほうにアンテナが伸びて、微かな救急車の音とか、どこか遠くのだれかの咳払いとか、そんなものが過敏にキャッチされます。しかも、それらは偶然に聞こえた遠くのノイズとしてでなく、なにか予兆性や警告的・危機的な意味性を帯びたものとして迫ります。

体験のなかから「偶然」が消えてゆきます。これは私たちでも焦りのさなか、チラリとならあることかもしれません。たとえば、どうしても遅刻できないのに遅くなって焦りに焦って車を急がせているとき、そういうときにかぎって先々でことさら信号が赤ばかりになるといったことがあったりしないでしょうか。実際には偶然赤にぶつかったり青にぶつかったりしているに過ぎませんが、ゆとりなく先を急《せ》くこころの傾きが、そんな感覚を生みます。「ことさら赤ばかりになる」とは言ってみれば関係念慮ないし軽い妄想みたいなものですが、実感としてそうで、なにものかのひそかな悪意かのような感覚すら一瞬かすめるといったこともあります。もちろん、日常のこうした体験においては、それに巻き込まれることはなく、自分の焦りがそんな感覚をもたらすという自覚は失われませんが……。統合失調症の発病過程のなかでの、焦燥に満ちたこのクリティカルな時期においてはさまざまな局面で偶然が偶然でなくなってゆきます。

偶然が偶然でなくなるとは、すべてが意味性を帯びはじめるということです。たとえば、こうしてお話をしていて、フロアの皆さんのだれかが咳をしたとします。ああ、お前の講義はつまらないからさっさと終われというサインにちがいない、とか（笑）。今度は正面のかたが左手を動かした、ああ、やっぱり……とか。切迫した意識と知覚過敏のなかで偶発的な些細な事象が鋭敏に拾い上げられ、それが過大な意味性を帯びてそれに振り回され、逆に状況全体をひろく大きくとらえることができなくなります。はたから眺めると、ちぐはぐで、妙に神経過敏にピリピリしているようでもあり、無神経に茫乎《ぼうこ》としているようでもあり、というふうです。

頭は静かに冴えわたっているのではなく、なにかがひしめきあっているような騒がしさにみたされてきます。これは森の梢が風に騒ぐような音のざわめきというよりも、観念のざわめきに近いものでしょう。断片的な観念や観念以前のなにものかが頭の中にひしめきあい、いっぽう、外界はちりぢりに断片化し、無数のきれぎれの意味や暗示（ほのめかし）がめまぐるしく散乱かつ殺到する世界になってゆきます。総合的・全体的にものごとをとらえて動くのはまったく不可能になり、断片的な意味や微かな暗示にふりまわされて動くようになりますから、傍目には支離滅裂なふるまいが目立ちはじめます。やがて頭のなかもまわりの世界も意味なき意味の乱舞のような状態におちいり、錯乱状態とみえるようになります。これが統合失調症の「急性期」の状態ですね。

これはおそらく、私たちの外界や内界を社会的に共有された意味（概念）を通して秩序づけ、それによって体験世界をおのずと「図（意味・必然）」と「地（無意味・偶然）」とに分けて安定した構造へと統合している認識のはたらきの一時的な解体と考えることができるでしょう。解体とまで言わなくても大きな揺らぎ、ぐらつきです。「統合失調症」という新しい病名の「統合」の「失調」とは、こうした統合の揺らぎを指していると考えればわかりやすいかもしれません。

私たちが世界を統合的にとらえる「認識」というこころのはたらきについては、あとで精神発達のところでもう一度触れたいと思いますが、私たち人間は自分たちの生きている世界を、生理学的な感覚・知覚のままナマでとらえた世界として直接に体験しているのではなく、外界を自分たちの間で共有している意味（概念）によってとらえ直した世界、つまり社会的文化的な共同性に媒介された認識世界として体験しています。こうした人間固有の認識のあり方は乳幼児期からの精神発達の過程で培われ、日常、私たちはそれを空気のように自明かつ確かなものとして生きています。それが大きく揺らぐわけですから、大変な体験といわねばなりません。

これを内的な体験としてみれば、自分をとりかこむ外界と自分の内界とを媒介するものが失われた状態といえばよいでしょうか。実感的には、外界から自分が無限に疎隔されているようでもあり、同時に自分が外界に無距離（無媒介）にさらされているようでもあり、外界が自分の内面にじかに侵入してくるとも感じられ、同時に自分の内面のほうが外界につつぬけになっているとも感じられ、さらに外界によって自分がなすすべもなく操られているようでもあり、同時に自分の一挙手一投足が外界を操っているみたいでもあり……といった混乱と矛盾のきわみで、これに翻弄されます。

こうしたものが統合失調症の臨界期から急性期にかけて募ってゆく体験です。危機と恐怖にみたされた体験世界でしょうね。

†「自然治癒力」という力

このようなクリティカルな時期こそがおそらく統合失調症と呼ばれる精神現象の本態ではなかろうかと思います。「幻覚」や「妄想」などの教科書的な典型症状は、この時期を過ぎてからはっきりしてくるもので、それらはむしろ、こうした困難な危機状態へのそれなりの対処（修復機転）として二次的に現われてくるものとみたほうがわかりやすいでしょう。統合失調症のいわゆる典型的な「症状」や「病像」として記述されるものの多くは、回復過程での修復現象あるいは回復の頓挫形態と考えることができ、ＤＳＭなどの操作的診断は、これをメルクマールに診断を行なっていることになります。

臨界期から急性期にかけて体験する、超覚醒状態のなかで意味なき意味の乱舞やナマの外界に〝むき身〟で晒されるみたいな危機的な体験世界には、私たちは長くとどまれないでしょう。これはきわめて不安定で混乱的な世界だからです。この世界を生きることはできません。この混乱世界をそれなりに収拾して、まがりなりにも体験世界の安定と秩序をとりもどそうとするはたらきが、このあたりでおのずと作動するはずです。このはたらきが、基本的には回復へと向かわせる力、「自然治癒力」と呼ばれるはたらきだと考えることができます。

私ども臨床医は自然治癒力というものを重視いたします。これがなければ、そもそも治癒という現象はありえないからです。医者の仕事はこの自然治癒力のバックアップにすぎません。たとえば、怪我をしたとき、消毒して感染を防ぎ、傷口をきれいにして縫い合わせるのは、どこまでも回復のバックアップにすぎず、自然治癒力がはたらかなければ、いくらしっかり縫い合わせても傷口はとじません。おそらく精神疾患に対しても自然治癒力と呼ぶべきものがはたらいて、かなりの割合で臨界期以前のところで引き返すのを可能にし、臨床的発病そのものを防いでいるでしょう。

「自然治癒力」とは、「治療」という目的性をあらかじめもった「特殊な能力」が生体に備わっているという意味ではありません。なにごとにせよ不安定な状態は維持されにくく、より安定した状態へとおのずとバイアスがかかる現象だと考えれば足りると思います。一般には、健康とされる状態のほうがより安定した状態ですから、結果としてこのバイアスは多くの場合、健康回復を促す力、すなわち「治癒力」としてはたらくのでしょう。しかし、ときには、このはたらきが裏目にでる場合もあります。また、「死」によって無機物に戻ればたいへん安定した状態ですから、ある線を越えればむしろそちらに向かうわけですね。

†「症状」の形成と慢性化

先に述べた危機をうまくクリアするために一番よい方法に、保護的な環境のなかで静かにゆっくり安息できる条件を与えることでしょう。コップの混濁した水は、下手にかき混ぜたり揺らしたりせず、そっとしておくうちにしだいに濁りが沈んで澄んでゆきますね。それをゆっくり待つのに似た感覚でしょうか。しかし、臨界期から急性期はあまりに不安定にすぎるため、よほど好条件が得られないかぎり、ゆっくりとは待てず、とりあえずの安定へと急かされることになります。統合失調症の教科書的な「症状」は、しばしば、そのようなとりあえずの「安定」のあり方とみることができます。

ひしめきとざわめきのなかで翻弄され続ける状態には、人間は長くは耐えられません。意味なき意味が乱舞し続ける状態がもっとシンプルで一義的な「意味」へと、つまり「言葉」へとなんとか収束してくれれば、日常、私たちが親しんでいる認識体験に少しでも近いものになってくれます。「言葉（声）」になってくれれば、頭の内部のひしめきやざわめきではなく、とりあえず外からのものとして対象化もできます。

「幻聴」とは、そういう機序で生じてくるものではないでしょうか。入眠時幻覚を例にあげて人間は精神機能として幻覚を体験しうる能力をもつと申し上げましたが、ふだんは役立たないため発揮されない能力が、こういうときには積極的に現われるのかもしれません。幻聴の大きな特徴は、多義性や含みに非常に乏しく、きわめてシンプルで一義的なことです。たとえば「バカ」という幻聴は、べつに名指されているわけではないのに、患者にとって端的に一義的に「お前はバカだ」の意味で、そばにいる他のだれかを「バカ」といっているのかもしれない、という留保の余地はないのです。

私たちの常識からすれば「いない人の声や言葉が聞こえるなんて異常だ」となるかもし

れませんけれども、ここはひとつ患者の側の体験からとらえねばなりません。頭のなかを無数の観念が入り乱れながらひしめき騒いでいる状態に較べれば、このほうが相対的に安定した（健康に近づいた）精神状態、ベターとまでいえなくともセカンドワーストな状態なのです。その意味で、これは「異常化」ではなく「正常化」へのはたらきと考えることができます。妄想についても、おなじことが言えると思います。妄想については、このあとで、少し考えてみましょう。

問題点は、こうしたとりあえずの、いわば緊急避難的な安定化（正常化）は、ときとして慢性化の道をひらきかねないリスクをはらむ点です。幻覚にせよ妄想にせよ、いま述べたように患者にとっては理由や必然性のある現象です。しかし、まわりの人々と共有のむずかしい認識や体験のあり方のため（だからこそ「症状」とされるわけですが）、社会のなかで人と交わりながら生きてゆくには、しばしば躓きのもとになります。このあともさらにより安定した体験のあり方へと促すバイアスがはたらいて、健康（真の安定状態）への過程がつつがなくたどられれば一過性の現象で済むわけですが、ときに袋小路に入って脱けだしがむずかしくなるケースがあります。これが慢性化です。

これについて、こんな図で考えてみたことがあります（図1）。急性期とは剣が峰にあってきわめて不安定に揺らぐ岩のような状態で、安定を求めて重力によっておのずと下に

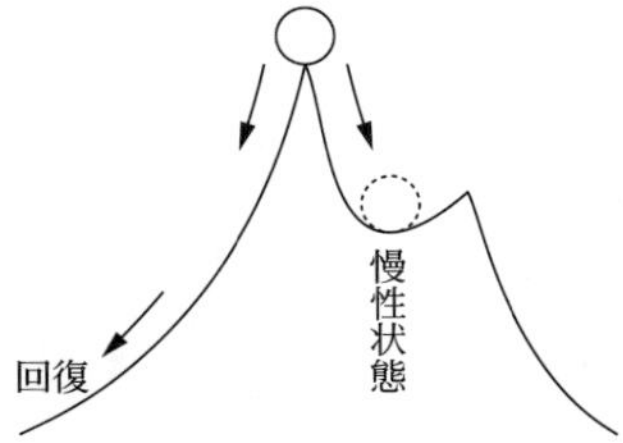

図1　回復と慢性化

転がらざるをえません。これが自然治癒力ですが、この重力は岩が転がる方向まで選んでくれるものではありません。左に転がってゆるやかにふもとまでたどりつくのを「治癒」とすれば、右に転がって中途半端な安定状態にはまり込むのが「慢性状態」といえるでしょう。それでも剣が峰よりはずっと安定した状態で、それゆえにここから抜け出すのが難しくなるのでしょう。図で見るように、ここにはまるといったん急性化（不安定化）を通ってそこを越えないと、より安定した状態への回復コースにたどりつけないわけですね。頂点の岩が、右と左、どちらに転がるかは紙一重、微妙な差のように思われます。

以上は、最初に申し上げたとおり、発病過程のひとつのモデルにすぎず、統合失調症の症状や病像の多彩性が示すように臨床的にはさまざまなヴァリエーションがあります。生物学的には軽い故障のはずですから、ある決定的なルートをたどるのではなく、条件次第でさまざまなルートの余地があり、骨格をとりだせばおおよそこんなふうではなかろうか、というモデルです。これによって統合失調症と呼ばれる病気が、こころの体験としてはどんなものか、ある程度イメージしていただけたなら、さいわいです。

†妄想とは「現実的」なものである

人間のこころのはたらきには、なにごとにもできるだけ「意味」や「関係」（因果）を見いだそうとするところがあります。私たちは無意味や偶然には耐えられない存在で、この世におきることにはことさらな意味はなにもなく、すべてゆきあたりばったりの偶発にすぎない、というふうにはなかなか生きられません。人間は「意味」と「関係」（因果）という枠組みを用いることで外界と内界とをはじめて統合的に秩序づけてとらえ、それによって社会的に生きています。

こうした人間の心性を、与えられた意味や関係の檻のなかに閉じこめられ、常識的な認識枠にとらわれた状態ととらえる観点もあります。そこからは、それを脱却すべく宗教なら「悟り」、哲学なら「エポケー」と呼ばれるようなものが求められるわけでしょうけれども。でも、おいそれとはゆかないでしょう。それだけこの心性は強固なもので、それは赤ん坊として生まれ落ちた瞬間から、意味や関係において世界を認識すべく修練に修練を重ねて大人になるのが人間だからです。精神発達とは、この修練の道筋を示すものですね。

ところで臨界期から急性期にかけての体験は、私たちが通常の意識のなかで共有している意味や関係の枠組みが解体に瀕してゆらいでゆく現象です。だからこそ、その極度にゆらぐ不安定で危機的な体験世界をなんとか収めて、それなりに統合させようと無理やりにでもなんらかの「意味」や「関係」へと向かわせるバイアスがかかるのでしょう。この統合へのバイアス自体は私たちのこころが必然的にはらむ志向性で、「病的」なものではありません。そのバイアスによって、関係づけのほうが前にでれば「関係念慮（自己関係づけ）」、意味づけのほうが前にでれば「妄想」ということになるのでしょう。どこか無理やりな統合で、それゆえ「症状的」な関係づけや意味づけになってしまうのは、この際やむをえぬとみるべきかもしれません。

関係念慮も妄想も、やはり一義性が強く、含みに乏しいのが特徴です。幻聴がそうあるのと同じ理由でしょうね。私が講義をしているとだれかが咳をするのは、偶然でないのはもちろん、風邪がはやっているためかもしれないのでもなく、緊張して聴いてくださっているためかもしれないのでもなく、隣席の女性の注意をひきたいためかもしれないのでもなく、ひとえに私の講義がつまらないという仄めかし以外のなにものでもないのです。妄想が「訂正不能」というのも、含みや幅がなく、ほかの蓋然性が入り込む余地がないということでしょう。

ところで精神医学では、幻覚や妄想、関係念慮などを、通常ならありえないはずのこころのはたらきが出現した症状としてとらえて「陽性症状」と呼ぶ習わしがあります。いっぽう、元気がみられないとか、社会的・対人的なかかわりに乏しいとか、感情の生き生きした発露に欠けるとかの状態を、通常みられるべきこころのはたらきが減弱ないし失われた症状としてとらえて「陰性症状」と呼んでいます。そのうえで陽性症状がもっぱら目立つ統合失調症を「妄想型」、陽性症状は乏しく陰性症状が目立つものを「破瓜《はか》型」と分けるのが習わしです。破瓜型の統合失調症も少なくない臨床事実は、とりあえずの統合へのバイアスが、幻覚や妄想へのコースをとらせるとはかぎらぬことを教えてくれます。このちがいはどこからくるのでしょうか。

破瓜型とされる人は、いくつかの条件のちがいによって、意味づけや関係づけに向かってバイアスが強くかかるよりも、それの放棄や断念のほうへとバイアスがかかる人たちなのでしょう。放棄や断念も、それなりの安定をとりあえずもたらしますね。条件のちがいには、発病状況とか、環境条件とか、その人のパーソナリティとか、あるいは治療的な関与のいかんとか、さまざまなファクターが考えられるでしょう。

意味づけたり関係づけたりせんとするのはまさにその努力ですが、自分の体験を社会や他人との関係においてなんとか統合的にとらえ直そうとする懸命の努力が、結果的に、社会や他人との関係のなかでは「症状」として浮いてしまうという背理が前面に現われるものを、私たちは「妄想型」と呼んでいるのです。これに対して、社会や他人との関係からの退却や放棄というかたちでの対処努力が、社会や他人との関係をそこない「症状」となってしまうものを、「破瓜型」と呼んでいるのでしょう。

そんなわけで統合失調症の妄想は、けっして浮世離れした非社会的、非現実的なものではなく、むしろ、みずからの体験に社会性（共同性）をはらませようと努めた結果の、その意味できわめて社会的で現実的なモチーフを離れないものなのです。

せっかく（？）妄想を抱くのだったら、どうしてもっと幸福な、気持ちを楽にしてくれるような妄想、あるいは憂き世から超然とした妄想を抱かないのかと疑問だった話からはじめましたが、このように妄想とは「現実的」なものなのですね。現実を逃避して非現実のなかに逃げ込むものが妄想なのではありません。これが答えです。私のかつての疑問は、せっかく人生を生きるのだったらどうしてもっと幸福で楽しい生き方を選べないのかと考えるようなもので、私もまだ若かったということでしょうか。

生きるとは、少しく苦いものですね。うまくやれない。なかなか合理的には生きられません。私たちが現実を生きることでぶつかる欲望と不安、願望とおそれ。これがすべての妄想の基本モチーフ、すなわち生きるなかでだれしもが抱えるモチーフで、患者の場合、わけても強いおそれに色濃く染まるのは、この病気の発病のプロセスをたどってみればむしろ当然のことでしょう。このおそれについて、もう一歩はいってみましょう。

†統合失調症の妄想、躁鬱病の妄想

精神病理学では、統合失調症はこうで躁鬱病はこう、と対比する手法がしばしば取られると申し上げましたね。統合失調症においてみられる妄想と躁鬱病におけるそれとでは、大きな違いがあります。

妄想は、なにも統合失調症だけの特異症状ではなく、躁鬱病においても、とくに鬱状態が重いときに妄想を抱くことがあります。古典的には「鬱病の三大妄想」といって有名で、一つは「心気妄想」と呼ばれるものです。心気とは自分のからだを気に病むことで、たとえば癌とか取り返しのつかない重病にかかっていると思いこみます。実際にはそんな症状もなく、診察や検査で異状なしといわれても、その思いこみに訂正がききません。二つ目が「貧困妄想」で、自分は貧窮してしまった、財産や貯金も失ってしまったというもの。大きな資産家の当主でありながら、大変な貧乏だと訴えられるかたを実際に診たことがありますす。もっとも本当に貧乏人なら「妄想」になりませんが……。三つ目は「罪業妄想」です。自分はとても悪いことをしてしまった、罪を犯してしまったというものです。キリスト教的な「罪」ではなく、世間に顔向けできない失敗をしたとか、家名を辱めてしまったとか、そういう罪業です。もちろん、客観的にはそんな事実はないのですけれども、かたくそう信じています。

いっぽう、統合失調症の患者さんはそういうかたちの妄想はもたないのです。統合失調症にみられる妄想でもっとも一般的なのは「被害妄想」とか「迫害妄想」とか呼ばれるものです。自分が何者かによって深刻な害を受けているというもので、患者はこれに苦しみ悩みます。害は目にみえない嫌がらせのようなものから、命を脅かされるものまでいろいろあります。

私たちは人間関係において被害意識をもつことが、ときとしてあります。また、その被害意識が客観的に妥当なものなのか、過剰なものなのか、逆恨み的なものなのか、事実誤認（誤解）に基づくものなのか、なかなか判別できないケースも少なくないでしょう。双方が相手に被害意識を抱きあって泥沼になる例も珍しくありません。こうした人間関係一般のきつくむずかしい綾が、あるいは統合失調症における体験が「被害妄想」に結晶するときの核みたいになっているのかもしれません。

けれども、被害妄想の大きな特徴は、同僚のだれそれが自分をいじめるとか、上司のなにがしが嫌がらせをするといった固有名詞をもった特定の加害者によるパーソナルな迫害というよりも、いうなれば「世界」が自分を迫害するものとして現われてくるところにあります。同僚や上司などの名前がでるときも、それはたんに担い手で、背後には自分を脅かす「世界」がひろがっています。たとえばテレビが自分への非難中傷を町中に流しているとか、道ゆく人々がことごとく自分を敵視しているとか、さらには日本中が、世界中が、といった迫害の感覚が強い実感をもって迫ってくるのです。パーソナルな関係世界を超越してしまうのですね。

これに較べて、躁鬱病における三大妄想は、健康とか財産とか名誉信用といった世俗的な承認において重要とされる価値を自分は失ってしまったという悔いを共通のモチーフとしています。後生大事にすべきものをなくして取り返しがつかない、もう「あとの祭り」だと自分を責めるのが鬱病におけるつまずきのパターンです。木村敏先生はそこをとらえて「ポスト・フェストゥム（祭りのあと＝あとの祭り）」と名づけたわけですね。

躁鬱病における妄想が、あくまでこの社会の現世的価値観の内側での意味や関係をめぐってのものであるのに対して、統合失調症における妄想はそれを越えた、もっと抽象的な意味や関係の世界へと向かってゆきます。そして妄想に現われるおそれの対象、患者をおびやかし続ける加害的な存在とは、身近なパーソナルなだれそれではなく、どうやらインパーソナルな「世界」そのものなのです。

†こころのもつ共同性

これはどういうことなのかと考えてゆきますと、私たちのこころがはらむ「共同性」の構造という問題にたどりつきます。

発達の遅れる子どもたちを通して精神発達をつぶさにみてゆくとその仕組みがよく見えますが、私たちの精神現象はたしかにひとりひとりの個体の脳の内部で生起している現象でありながら、その個体の脳の外におおきな社会的・共同的なひろがりをもった現象としてはじめて存在します。たとえば、私がなにを考えているか、私が口にしないかぎり、他の人にはわかりません。私が感覚している赤色と他の人の感覚している赤色とがほんとうに同じかどうかも、けっしてわからないことです。独立した脳内でのそれぞれの体験だからです。しかし一方、私が自分の考えを話せば、他の人にもふつうその内容は伝わります。私が「赤い」と見ているバラは、他の人もまずまちがいなく「赤い」と言います。めいめいの脳内で生起している体験なのに、それがふしぎなことに個体を超えて他人と共有可能になっているのですね。この共同性が私たちのこころのはたらきがもつ大きな特質です。私たちのこころのはたらきは孤立してはありえないのです。

こうしたこころの共同的構造が認識というレベルで機能すれば、人間はそれぞれの個体のもつ生理学的な感覚知覚機能のままに世界をとらえるのではなく、たえず「意味」や「関係」の相において世界をとらえ直して、それによって個体の認識世界を社会的に他人と共有可能なものとしてゆくというこころのはたらきとなって現われてきます。人間のこころのはたらきは高度の共同性をもっています。精神発達とは、この共同性の獲得のプロセスにほかなりません。

この共同的構造が日常生活のレベルで機能すれば、自分以外の人という意味での「他人」との関係にたえずこころをはたらかせながら精神生活を営むというかたちで現われます。人間はきわめて複雑高度な相互依存的な生存様式を、長い人類史からも個人の発達史からも培ってきた存在で、このため、すでにこころの仕組みとして他人との関係を生きざるをえない存在となっています。たとえロビンソン・クルーソーのごとく他人との関係をまったく絶たれて独りで生きていてさえ、自分のことだけでなく故郷の人たちなど他人に思いを馳せます。考えたって、それで雨露がしのげ魚が獲れるわけではないのですが、やはりなぜか考えるのです。私たちのこころにはいつも他人がいて、精神生活とは他人との関係ぬきに営まれることは不可能です。

その精神生活で大きな焦点となるものが、他人との関係のなかで自分は安全なのか、受け容れられているのか、存在そのものを認められているのか、という問題です。裏返せば、自分は他人との関係において安全を脅かされまいか、排除されまいか、承認を奪われまいか、といった不安やおそれが焦点となります。なぜ大きな焦点になるのかは、人間とはまわりへの「依存性」を生きる存在だからですね。他人なしでは生きられません。「依存性」を他人から基本的に保証されるかどうか、これは社会的な生存にかかわることです。「安全」と「受容」と「承認」とがあってはじめて、私たちは安心して世界に身を委ねつつ生きられます。

生まれたばかりの赤子は、ヘルプレスな、まったく依存的な存在ですね。ここに人間の「依存性」の本源があるでしょう。その依存性が養育者によって十分に護られて、安全が得られ、受け容れられ、存在することが承認され、長きにわたる養育的なかかわりを受けるところから世界との関係がはじまります。これが精神発達の出発点で、依存性にこそ「こころ」というはたらきの最初の核があります。

「こころ」の形成、すなわち精神発達とは、一個の個体(孤体)として生まれ落ちた子どもが、養育者への依存にはじまって、人々が互いに依存しあう共同性の世界へとしだいに歩み入ってゆく過程にほかなりません。この観点からみれば、「自立した個人」を強調する西欧近代的人間観は、理念が勝ちすぎて、いささか無理をしているところがありそうですね。ほんとうの私たちは「依存しあう個人」としてしかありえないでしょう。

依存性を本質とする私たちにとって、関係における安全や受容や承認のいかんは共同性を生きることにかかわる死活問題であり続けます。それほどの問題かなあ、と感じられるかたがおられたとすれば、それらが十分得られてすでに空気のようになっているかたでしょう。だれしもがいつもそうではありません。統合失調症にみられる「被害妄想」とは、まさにこの安全や受容や承認にまつわるものではないでしょうか。それらが脅かされているのでは?という強いおびえや不安やおそれが、「被害妄想」の底に深く潜むものではないでしょうか。もう少し考えてみましょう。

†関係世界の二重性

人間同士の生きる関係世界は、大きくとらえれば二つの位相のちがう世界からなっています。ひとつは個人的な関係世界、個人性をそなえたある人とある人との関係からなるパーソナルな共同世界です。もうひとつは、そのような個人性を離れた関係世界、インパーソナルな共同世界です。前者は家族とか恋人とか友人とか、生身の直接性を通したかかわりの世界。後者は社会的な役割性を通したかかわりの世界、たとえば職場のスタッフ同士としてのかかわり、顧客と店員とのかかわり、お役所の人とのかかわり等々ですね。これは前者に較べて抽象性の高い関係です。その人の生身の個人性ではなく、その人がになう社会的機能によって結ばれる関係だからです。

ときには、ひとりの相手が職場の部下でもあり恋人でもありといった重なる場合もあるでしょうが、むしろそういうとき、両者の位相のちがいがはっきり見えるはずです。位相のちがいをわきまえずにふるまえば、たいてい、職場で顰蹙を買うか、恋愛が破綻するかの結果になるでしょう。

こうした位相のちがいの大きな意味を私が最初に学んだのは吉本隆明さんからで、「対幻想」と「共同幻想」との逆立というのがそれですね。性（身体）に媒介された家族的な関係から生まれ、その関係を支える観念（対幻想）と、共同体的な関係から生まれ、その関係を支える観念（共同幻想）とは位相がちがい、両者は矛盾対立する契機をはらんでいる。共同幻想は、身体的な媒介をもたない観念、観念的な観念、まさに「幻想」であって、そのような観念をいつか必要としなくなるのが人類の遠い課題であるというのが吉本さんの思想だろうと思います。

小浜逸郎さんなら「エロス的関係」と「社会的関係」となるでしょうか。「エロス的関係」とは、セクシャルな関係という意味ではなく、いわばその人からにじみでる風貌とか表情とか雰囲気とか息づかいとか、そういう「身体性をはらんだ親和性」（エロス性）のいかんが関係のなりたちに深くあずかる関係といった意味にとればよいと思います。家族、恋人、友人といった関係世界は、濃淡はいろいろでも、この意味でのエロス性をはらんだこころの世界です。

これに対して「社会的関係」の世界では、そうしたものは切り捨てられて、先ほど申しましたように、より抽象的でインパーソナルな社会的な役割性が関係をつなぐものとなります。さらに抽象性が高くなれば、実際には見も知らぬ直接の接触もないまったくの赤の他人とも「市民」とか「国民」といった抽象概念によって社会的な関係のネットワークがつくられ、「国家」のような大きな相互依存の共同性を生み出して、私たちはそのなかで生きています。

ところが、私たちはこうした重層的で複雑高度な共同世界をつくりだし、そこで依存しあってはじめて生活を可能としながら、いっぽうではこうした共同性を自分にとって不自由なもの、制約的なもの、生きにくいものとする違和の意識も、どこかこころのうちにもっていますね。これはなかなか矛盾した、その意味で非合理なこころともいえます。この矛盾は私たちが、共同的な存在でありつつ、やはりひとりひとりの個体であるところからきているのでしょう。

吉本隆明さんは、こちらの面、社会的な共同性が強いる矛盾、共同性への違和に一貫してこだわり続けてきた思想家と言えるでしょう。吉本さんは、国家とか宗教といった高度に共同的なものを支えるために人々が共有している諸観念のはらむイデオロギー性や幻想性を解き明かしてゆく方向で、この矛盾を超えようと努めています。

しかし、この矛盾をこころのはたらきという方向で掘り下げてゆくなら、私たちのこころのはたらきは共同性を本質としながら、やはり個々の頭のなかで個体的に生起するものであるという矛盾にたどりつくにちがいありません。統合失調症のクリティカルな時期に共同的な「意味」や「関係」によって統合されている認識世界が解体に瀕するのは、しかもそのような事態が〇・八パーセントという稀ならぬ頻度で生じるのは、もともと私たちのこころとはこうした矛盾を普遍的に抱えた存在だからでしょうね。

統合失調症が、ハンチントン病のようなレベルでの生物学的な脳疾患としてその病態を説明しきれず、かといって神経症のようなレベルでの心理的・社会的な失調としても病態を説明しきれないのは、個体性（一個の生物体であること）と共同性（社会的な共同存在であること）との矛盾そのものを病理の根底においているからだ、と思われます。

この共同性と個体性との矛盾において、共同的（社会的）に生きるなかで私たちはだれしも共同世界から排される（依存を絶たれる）ことへの強いおそれをもつとともに、逆に共同世界に支配され呑み込まれることへのおそれも、多かれ少なかれ、同時に抱かないでしょうか。まあ、歴史を振り返れば、現実にも人間のもつ大きな社会的な共同性が個人を呑み込み、個人ではなしえない恐ろしいふるまいをなしてしまう例は稀ならずありますし……。貌の視えない大きな共同性がはらむ底知れなさ。それへの漠たるおそれもまた私たちのものなのです。共同性のなかで自分は真に安全なのか、のおそれ。

こうした共同世界への私たちの相矛盾したベクトルをもつおそれのあり方が鋭いかたちで前面に現われたのが、統合失調症における「被害妄想」にほかならないと考えられます。安全や受容や承認への不安が、しがみつきではなく、被迫害的なおびえの様相を色濃く帯びるのは、このためではないでしょうか。もうひとつ別の妄想的な被害意識のあり方と対比してみるとわかりやすいかもしれません。

†底知れぬ共同性へのおそれ

統合失調症のほかにも被害性が強く現われやすい精神失調があります。DSMで「パーソナリティ・ディスオーダー（人格障害）」の診断分類に入るもののうちである種のタイプには、強い被害意識にしばしばとらわれる人たちがいます。この被害意識も強固で妄想的な色彩をもちます。ちがいは、こちらの患者さんでは自分に被害を与える他人とは顔のある具体的なだれそれであり、その「加害者」に対して、おびえよりも怒りの感情を向けることのほうが多い点で、これが実生活上しばしば困難を招くもとになります。その相手の数がだんだん増えたり、組織的に結託しているのではないかとの疑惑がふくらんだりはしても、「世界が自分を……」といった踏み越えたひろがりは起きません。あくまで固有名詞をもつ他人です。パーソナルな関係世界における被害性や攻撃性で、抽象的な「世界」そのものにおけるものではありません。

これに対して、統合失調症の場合、パーソナルな関係のなかにおいては逆にそんなに被害的になったりはしません。人とのまじわりに不器用だったり覚束《おぼつか》なげだったりはしても、パーソナリティ・ディスオーダーの右に述べたタイプの人たちとはちがって、個人的な関係世界のほうは病んでいないとの印象を受けます。また、被害妄想はあっても、それによって攻撃的になることは少ないのです。おびえやおそれのほうが先に立ちます。かりに攻撃的に出ても「窮鼠猫を嚙む」といった色彩の濃いものですね。

ところで統合失調症の遺伝学的家族研究は昔からさかんで、きょうだいの片方が統合失調症を発病したとき、もう片方も統合失調症を発病する確率、つまり一致率が調べられています。DNAがそっくり同じの一卵性双生児の一致率は、調査によって三五～六五パーセントくらいの大きな幅がありますが、いずれにせよ一般のきょうだいや二卵性双生児の一致率に較べると明らかに高く、遺伝子的に規定されるなんらかの資質が発病に関係していると推測されます。しかし、血友病のように一〇〇パーセントの一致率ではなく、片方は発病しない場合もたくさんありますから、その資質とは病因的なもの、病理的なものではなく、発病の確率を高めるなんらかの傾向のようなものと考えられます。この資質をもちながら発病しない人のほうがおそらく多いでしょうね。実は結核のような感染症でも、結核発病の一致率は一卵性双生児のほうが一般のきょうだいよりもずっと高いという研究があります。結核が遺伝するわけはありませんから、結核菌感染に対する耐性といった資質的なものが遺伝子的な規定を受けているということでしょう。これと同じと考えられます。

遺伝の問題をめぐって、昔ハックスレーという研究者がおもしろい問いかけをしたことがあります。遺伝子がなんらかの関与をしているとするなら、なぜ統合失調症はかくも高頻度なのか。言い換えれば、その遺伝子をもつ個体が発病によって淘汰されて社会集団のなかで統合失調症が減ってゆくことがなぜ起きないのか、という問いです。多くは青年期に発病しますから、結婚して子孫にその遺伝子を伝えるには不利なはずなのに——。

デュボスという細菌学者によれば、蔓延していた結核が激減したのは、抗結核剤療法の成果よりも、結核菌に耐性の弱い資質をもつ個体が遺伝学的に淘汰されてきたことが大きく、抗結核剤はそれに追い打ちをかけたに過ぎないということです。統計を調べると抗結核剤開発以前から結核はすでに減少に向かっていたからです。結核も青年期に好発し、遺伝子を伝えるには不利でした。それと同じ現象が、なぜ統合失調症には起きないのか。

中井久夫先生はこの問いに対して、統合失調症発病の確率を上げる遺伝的な資質は、配偶者を得るうえでは有利にはたらく資質だからではないか、という説を立てています。こころのアンテナが先に伸びてかすかな兆候やサインを敏感にキャッチしたり、感受性が繊細であったりという資質がそれです。裏目にでれば発病へのリスクファクターとなりうると同時に、よきパートナーを見いだし、その出会いを成就させてゆくうえではたいせつな資質とみることができるからです。恋愛の機微を思い浮かべればおわかりでしょう。

さらに恋愛とかぎらず、悪条件さえ重ならなければ、この資質は生きるうえで長所や美質として有利にはたらくもので、だから淘汰されずにいるというのが中井説です。人間社会をトータルにみればたいせつな資質で、これが遺伝子的に規定されるとしたら、その遺伝子は人類にとって必要不可欠な遺伝子だと考えられます。

統合失調症の治療にかかわっている医療者の多くは、病状ゆえの困難にであうことはあっても、患者その人を厄介に感じたりネガティブな感情を抱かせられたりすることはまれです。患者個人と治療援助をする個人とのつながりのあり方を「治療関係」と呼びますが、よい治療関係が形成され保たれることが多いですね。これにはいま申し上げた資質が大きくあずかっていることでしょう。パーソナルな関係のなかでの気遣いや優しさ暖かさを繊細にキャッチできる人たちであり、またみずからもデリケートにそれを示す人たちです。よき「エロス的関係」を成り立たせるたいせつなものですね。

念のため申し添えれば、乱暴で無神経な医療行為を受けたり、人生において不遇な扱いを強いられ続けたりしたケースにおいては、必ずしもこのかぎりではありません。そのような体験は人間から繊細さをすり減らします。そのようにしてこころをすり減らされた患者さんの状態まで、この病気の属性のように誤解してはいけません。そういう言説をふりまく精神医学者も一部にはいますけれども。その医学者がどんな治療行為をしてきたかがしのばれる言説というべきでしょうね。

人間のこころがはらむ個体性と共同性との矛盾は、統合失調症では「エロス的関係」ではなく「社会的関係」の位相においてこそ現われます。そして先に申し上げたとおり、その「社会的関係」においても具体的な特定のだれそれというよりも、それらを超えてもっと抽象的なもの、貌のないもの、いわば「共同性」そのもの、共同的な「世界」そのものが、自分を脅かすものとして立ち現われてきます。統合失調症に親和性をもつ「アンテ・フェストゥム」の心性は、時間的に遠い先へこころのアンテナが伸びるばかりではなく、空間的にも視えない遠いもののほうへと感度が鋭くなる傾向があって、それもあずかっているのでしょう。

このおびえに無理にも「言葉」（意味）を与えようとすれば、「CIAに監視されている」とか「某秘密国際組織に迫害を受けている」とかの表現になるにちがいありません。一般常識からは「そんな大それたものにつけ狙われるほど自分を重要人物と思い込んでいるのか、実に非現実的だ」とみえますから、「被害妄想」に加えて「誇大妄想」の症状名を与えられたりもしますけれども。しかし、ほんとうは自己誇大的になっているわけではなく、個人の関係を大きく超えてひろがる人間社会のもつ底知れない共同性へのおそれ（恐れ／畏れ）の表現、そこにおける安全への深いおびえの表現とみなしたほうが妥当で、誇大性とはむしろ逆のものと思われます。

†統合失調症は「近代の病」か

さて、この先はいささかの演繹になります。統合失調症は近代社会になって現われた病気か、古代社会からすでに高頻度にあった病気か、というまだ決着のつかない議論があります。すなわち、統合失調症とは「近代の病」か、という問いです。

これはてんかんだったのだろう、躁鬱病だったのだろうという症状記述は大昔の資料にもたどれるけれども、統合失調症に相当するものはなかなかみつからない事実があります。しかし、社会的文化的な背景が異なれば症状のあらわれも違って、症状をメルクマールにするかぎり現代の診断基準に該当するものが見あたらないだけだという考え方もできます。イエスにせよノーにせよ、実証的に答えるのはむずかしいでしょうね。

近代以前の伝統社会における人々の共同意識は、地縁血縁的な生活共同体の外に出ることは少なかったでしょう。エロス的関係世界、パーソナルな共同世界と、社会的関係世界、インパーソナルな共同世界とは、まだ互いに融けあった地続きなものだったと思います。近代社会になって、両者がくっきりと分かたれ、さらに直接にかかわりの視えない抽象的な、きわめてインパーソナルな関係性を紐帯《ちゅうたい》とした巨きな共同性が個々人のうえにかぶさるようになり、人々はきわめて高度で抽象性の高い共同世界をも生きるようになりました。それとパラレルに、あるいはコントラストをなすように、人々は「個人」という意識（近代的自我意識）をより強く生きるようにもなりました。両者は対をなしています。

もし統合失調症が近代以降頻出するようになった病だとするなら、おそらくそのわけは、こうした近代社会における個人と共同体とのあり方の大きな変容を背景にしているのでしょう。人間のこころのはらむ個体性と共同性との矛盾のあらわれが鋭くなり、ここに述べてきた失調形態、すなわち統合失調症と呼ばれる精神現象が高頻度に生まれやすくなった、と説明できるかもしれません。

統合失調症の話は、ひとまずこれで終えましょう。こころのもつ共同性の大きなゆらぎとして、この病気をとらえてまいりました。そこで今度は、こころのもつ共同性が育ってゆく過程でのつまずき、すなわち発達障害の問題を考えることにいたします。

第三章　「精神遅滞」と呼ばれる子どもたち

†精神遅滞と自閉症

発達障害の代表的なものとして、「精神遅滞」と「自閉症」があります。

とりわけ自閉症は、カナーという児童精神医学者が、こういう子どもたちがいると一九四三年に初めて報告したとき、統合失調症が幼児期に発病したものではないか、少なくとも統合失調症に近縁性をもつ障害だろうと彼が推測したことでもわかるとおり、人間のこころが共同性をもつ問題と深くかかわる障害です。「意味」や「関係」を共有して世界をとらえるという私たちのこころのはたらきがどう育まれるのかを示してくれるのが、この自閉症だと思います。

ただ、自閉症は学説があっちにいったりこっちにいったり右往左往したいきさつがあって、いささかややこしいので、次章で詳述しましょう。発達障害とはどういう現象かを、まず精神遅滞から考えてゆきたいと思います。俗にいう「知恵おくれ」、知的な発達に遅れがみられ、そのため生活上の困難を強いられるものを精神遅滞と呼びます。

さて、私たちはどんな精神現象を「発達障害」と呼んでいるのでしょうか。発達障害とは「障害」といっても、通常にはありえない特殊な病理（異常性）が発達に生じる現象ではありません。精神発達の足取りが標準よりもゆっくりで、そのために到達の水準も同年齢の一般水準を大きく下まわる現象の総称にすぎず、端的にいえば「障害」というよりも「おくれ」です。

どんな精神機能の発達がどれくらい遅れるかによって、発達障害は分類され、それぞれに診断名が与えられています。代表的なものが精神遅滞と自閉症です。遅れた結果として、ふつうとは一見異なる行動特徴が目立ったり、「異質」かのように映ったりすることはあっても、精神発達というものの仕組みや道筋を考えれば、そうではないことがわかると思います。それを見てゆきましょう。

†精神発達とはなにか

そもそも「精神発達」とは、どんなものでしょうか。生まれ落ちた子どもが私たち大人のもっているこころのはたらきをしだいに獲得してゆくプロセスと考えることができます。でも、一口にこころのはたらき（精神機能）といっても色々あります。大筋でいえば、次のように考えたらわかりやすいでしょう。

おなかのなかでは赤ちゃんは、まだ私たちの生きているこの世界を知りませんね。子宮内も遮断された無刺激の世界ではなく胎児は母親の体内音や話声を聴き覚えながら育っていますが、基本的にはこの世界をまったく知りません。オギャアと生まれて、初めてこの未知の世界に遭遇するのです。そこで、生まれ落ちた瞬間から赤ちゃんは、まず、この世界がどんな世界かを知ってゆかねばなりません。さらに、知るだけではなく、この世界に能動的にかかわってゆかねばなりません。世界のなかを生きてゆくためには、その世界を知り、その世界とかかわらねばならないからです。

①まわりの世界をより深くより広く知ってゆくこと（認識の発達）。

②まわりの世界とより深くより広くかかわってゆくこと（関係の発達）。

このふたつが、子どもがおとなになるまで取り組み続ける重要な仕事、すなわちこれが精神発達にほかなりません。精神発達は①②を骨格としています。おとなになった私たちもなお、これらの仕事を完了してしまったわけではありませんが……。①まわりの世界を知ってゆく歩みを「認識」の発達と呼びます。②まわりの世界とかかわってゆく歩みを「関係」の発達と呼びます。それぞれ「理解」の発達、「社会性」の発達と呼びかえてもよいでしょう。人間の精神発達とは、このふたつを基本軸として進んでゆきます。

厳密に申せば、ここまではどんな動物にも言えるかもしれません。猫の赤ちゃんも生まれて初めてであった世界を、猫の知り方で知ってゆき、猫のかかわり方でかかわってゆく発達のプロセスをもっているでしょう。あるいは、もっとプリミティブな生き物でもそうかもしれません。それぞれの生物が身をおく生存世界を環界と呼びますが、アメーバだって、それなりに環界をとらえつつ、環界とかかわりつつ生きています。ただ、プリミティブな生き物になるほど「認識（環界のとらえ）」と「関係（環界とのかかわり）」とは分かたれず、非意識的な「生命活動」といった概念に収まってゆくでしょうね。

†精神発達の構造

しかし、人間の精神発達には、他の生き物と大きくへだたった特質があります。

大多数の生き物にとって環境世界とは、なによりもまず物理的・化学的に規定された物質的な自然環界、天然自然の世界です。そのような「世界」を直接に生きる生き物にとっては、その世界のとらえとかかわりのあり方は、あらかじめその生き物にセットされた遺伝子によっておおむね規定されていると考えられます。物質的な環界とどう交流するかのシステムならあらかじめ生物学的に（物質的に）プログラム可能ですし、そのほうが効率的だからです。手間ひまのかかる学習や試行錯誤を要さずに済み、適応の獲得が、つまり発達が速やかにできます。そのかわり、それぞれの生き物は、それ向けのかぎられた環界内でしか生きられないわけですが。だから動植物の多くは、その棲息圏が大体決まっていて、その結果棲分けができてきています。

これに対して人間にとって「世界」とは、たんなる物質的な自然環界ではなく、人間同士の関係の世界、長い人類史を通してつくりあげられた「社会的・文化的な共同世界」として存在しています。人間はそうした高度な共同性をみずから生みだし、私たちはこの共同世界をあたかも自分たちの「自然」として生きています。生まれ落ちた赤ちゃんがこれから知ってゆき、かかわってゆかねばならぬ環界とは、こうした人間固有の（非物質的な）共同世界なのです。この世界のとらえやかかわりは、あらかじめ生物学的（物質的）にセットされたプログラムの自動的な発動さえあれば進むというわけにはゆきません。

ですから人間の「認識」の発達とは、たんに生理学的な感覚・知覚を通して世界をとらえてゆくことの発達ではありません。感覚・知覚したまま世界をナマでとらえるのではなく、それをすでにまわりの人々がとらえているとらえ方でとらえ直してゆくという構造をもちます。なぜなら、人間にとって「世界」とは、生理学的に直接に感覚されるたんなる物質世界ではなく、社会的・文化的な共同世界という構造をもっているからです。個体として単独に（独自に）世界を知ってゆくのではなく、まわりの人たちが知っている仕方で自分も世界を知ってゆき、まわりの人たちと認識世界を共有してゆくのが「認識の発達」にほかなりません。

この認識の発達（共有）は、「意味」（概念）や「関係」（因果）を通して世界をとらえるというこころのはたらきとして現われてきます。こうした人間固有の認識の発達は、個体内の遺伝子的なプログラム、脳の生物学的な成熟だけではなりたたず、すでにそのような認識を獲得している人との社会的な交流を通して、はじめて可能となります。平たくいえば、私たちの認識のあり方は社会的に学習されるものなのです。

同じく「関係」の発達とは、物質的な外界とのかかわりよりも、なによりもまずまわりの「人との関係」を培ってゆく歩みという構造をもつことになります。人間にとって、より深くより広く「世界」とかかわるとは、より深くより広く対人的なかかわりを発展させることにほかなりません。関係の発達を「社会性の発達」と言い換えることができるのは、このためですね。「関係」の発達を支え促すものは、「関係」それ自体です。人とかかわるわざは、人とのかかわりの経験の積み重ねによってはじめてより高度なものへと育まれてゆくものだからです。

さて、人間の精神発達の構造が、このように①「認識」の発達と②「関係」の発達との二軸からなるとするなら、発達障害、すなわち発達の歩みのおくれも、やはり「認識」のおくれと「関係」のおくれという二軸構造をもつでしょう。そして、精神遅滞とは認識のおくれが前面にでるもの、自閉症とは関係のおくれが前面にでるものと考えればよいのではないでしょうか。こう考えれば、精神発達という現象と発達障害という現象とは、かたや正常、かたや異常と分断されることなく、ひとつのパースペクティブのなかで共にとらえられる現象へと収斂してゆくはずです。これはあとで詳しく考えてみましょう。

†精神遅滞のふしぎ――中勘助『銀の匙』から

さて、精神遅滞の話に入ります。

じつは精神遅滞という現象も、ずいぶんふしぎなのです。「知能が低い」でわかったつもりにされてしまいがちですが、それではこの子たちを理解したことにはなりません。

私が小学生のとき、先生が一人だけあてない子がいるのに気がつきました。本読みでも、その子はなんとなく飛ばしてしまうのですね。それがすごくふしぎに思えました。あるとき友だちが「せいはく」と教えてくれて、はじめてその言葉を知ったのです。当時は「精神薄弱（精薄）」の用語が一般的でした。現在は行政用語としては「知的障害」が、医学用語としては「精神遅滞」が用いられています。とてもふしぎで、授業中、いつもその子のことを見ていた覚えがありますね。名前とか顔立ちとか家がどこでとか、他の同級生についてはずいぶん忘れてしまっていても、その子については今もよく覚えています。将来自分がこんな仕事をするようになるとは、もちろん思ってもみなかったのですけれども。

中勘助の自伝的な小説『銀の匙』のなかに、やはり知恵おくれの子が出てきます。当時は小学生でも留年がありましたから、その子は二、三年ずつ遅れては学年を上がっていくのですね。ですからずっと年長で身体も大きい、そんな子が同級にいて、主人公はやはりその子がふしぎで、気になってしょうがないのですね。

頬ぺたに大きなホクロがあって、みんなが「墨がついてるよ」とからかうと「すみじゃ　な　い　ん　だ。ほ　く　ろ　な　ん　だ」といつもにこにこしている子です。気が向けばぶらりと学校にやってきて、向かなければ授業中でも帰ってゆきます。ときには教室で突然おいおい泣き出し、そんなときは泣きつくすまで泣きやみません。なぐさめの声をかけてもヒギャアと叫び声をあげて相手を追い払ってしまいます。かと思えば「あたいが馬になってやろう」とみずから機嫌よく馬乗りの馬になってくれるときもあります。身体が大きく力があって乗り心地のよい名馬ですけれども、遊びの途中でも気まぐれに棒立ちになってしまう悍馬でもあります。

主人公は、その子がふと見せる悲しみのようなものが気にかかります。その子のこころの内奥を知りたいと願います。同級生からバカにされても、いつもその子に「おはよう」

とか「さようなら」とか挨拶の言葉をかけていると、あるときその子のほうから近づいてきて「□さん　は　い　い　ひ　と　だ」と声をかけられます。とうとう気持ちがつながったとうれしくなって主人公は一所懸命に話しかけてみます。しかし、その思いとはうらはらにかれのほうは黙り込んで、やがてヒギャアと声を上げて主人公を追い払ってしまうのですね。自分とその子とはやはり世界がちがうと主人公はさみしく悟る、そんな挿話が描かれています。

この子どもたちはどんなこころの世界を生きているのでしょうか。

†理解の本質としてのおくれ

精神遅滞のこころの世界、体験のあり方を、私の知るかぎり最初にしっかりとらえた本は、村瀬学さんの『理解のおくれの本質』（大和書房、一九八三）です。いま絶版になっていますが、古本屋で見つけたら買って是非お読みになるといいと思います。この本で考察されているのは、まさに「理解が遅れる」という現象、認識のおくれ、精神遅滞という現象の本質論です。

うんと縮めて要約すれば、そもそも人間の理解（認識）とは、本質としておくれを内在させているものなのだ、というのが村瀬さんの一番言いたいことなのですね。人間が認識を獲得するには時間というものがいる、なぜなら認識には時間（歴史）がはらまれているからだ、と。

たとえば現代では九九やかけ算わり算を習うのは小学校ですけれども、中世ヨーロッパでは二桁のわり算は大学で学ぶ高等知識だったという話を読んだことがあります。長い歴史の積み重ねを経て数学的認識がそれだけレベルアップしてきたということですね。言語的認識もそうですね。人類は最初から言葉をもっていたわけではなくて、長い長い歴史をかけて、いまのようなきわめて複雑高度な言語を共有するようになったのでしょう。そのような歴史時間をはらんだものを、生まれてきた子どもたちはあとから追いかけて身につけるわけです。

ところで数学も言語も規範（約束・ルール）からなっていますね。このように私たちの認識の世界は、長い歴史をとおして編み上げられた有形無形の約束やルールの網の目から構成されています。こうした規範の網の目を共有することによって、個々の脳の内側に生起する認識が個々の脳を超えて社会的に共有可能なものになるのです。村瀬さんはこうした共同的な認識世界を〈範の世界〉と名づけています。

このように、すでに歴史的に長大な時間をかけて磨きあげられて現在に至った社会的・文化的な（つまり規範的な）認識の世界を、生まれてきた子どもはほとんどゼロから遅ればせにキャッチアップしてゆくわけですから、追いつくまでに時間がいる。つまり、子どもたちがまわりの世界を知ってゆく歩み、認識の発達とは「おくれ」を必然的にはらむのであって、一方に遅れない正常な子がいて、他方に遅れる異常な障害児がいるというわけではない。だれにとっても理解（認識）とは「おくれる」のだと村瀬さんは主張しています。ただ、その「おくれ」には相対的な個人差があって、遅れがとりわけ大きな子を「知恵おくれ」とか「精神遅滞」と呼んでいるに過ぎない。それ自体はなんら病的な「異常性」ではなく、人間の理解（認識）というものの普遍的な本質なのだということですね。

†ペンローズの研究が示すもの

村瀬さんが言われていることを、すこし別の角度から見てみましょう。

ペンローズという学者がいます。医学的定義では精神遅滞は、「認識」とか「理解」ではなく、「知能」という概念によってとらえられています。「知能」とはなにか、と問いはじめるとまたややこしくなりそうですが、ここではおおまかに認識や理解の獲得（共有）の度合いを操作的に数量化したものを「知能（指数）」と呼ぶと考えればよいでしょう。①その知能が平均より明らかに低く、②そのため生活適応が困難な状態にあり、③それが成長途上の発達期に現われるもの、という三条件をみたすことが「精神遅滞」の医学的診断の基準です。

「知能」には高い人から低い人まで幅広い個人差（個体差）があることは経験的に知られている事実ですね。その知能の分布をペンローズは研究したのです。

知能とは単一の能力でなく、複雑な総合力ですから、特定の決定因で決まるのではなく、生物学的（先天的）要因から環境的（後天的）要因まで、きわめて多数の因子が重なり合って決まるものにちがいありません。生物学的要因だけをとってみても、知能を直接決定づける特定の遺伝子があるわけでなく、多数の遺伝子の無数に近い組み合わせが知能を条件づけていると考えられます。裏返せば、遺伝子ひとつひとつの知能に対する決定力は薄いのです。特定の遺伝子を操作して秀才を生み出すのは無理でしょうね。

このように個々の決定力は薄い因子が非常にたくさん重なりあい組み合わさって決まる量的なものは、確率論的にいえば平均の周辺に大多数が集まり、平均から離れるほど数がぐっと減ってゆく幅広い連続的な分布をとります。ガウスの正規分布と呼ばれるものですね（図2）。たとえば身長や体重や脚の速さなどが、こうした分布をなします。身長は低い人から高い人まで連続した個人差の広い幅をもち、大体の人は平均身長のあたりの背丈で、それよりも低い人や高い人になるほど数がぐっと減ってゆきますね。しかし数は少なくても、平均より著しく背の低い人も高い人も必ずある確率でいます。こういうおのずと生じる自然の個体差としての偏りを「正常偏倚《へんい》」と言います。

知能も身長、体重などと同じく正規分布をなすのではないかという予想や調査データはペンローズより前からありましたが、ペンローズは知能指数の分布の理論値（正規分布になるはず）と実際に多数の人たちを集めて調べた実測値とを詳細につきあわせてみたのです。そうすると、たしかに知能分布は予想どおり正規分布の曲線にほとんど重なることが確かめられました（図3）。図の実線のところです。けれども一方、低いほうの裾の部分だけは理論値を実測値がわずかながら上まわることが明らかになりました。図の破線がそれです。

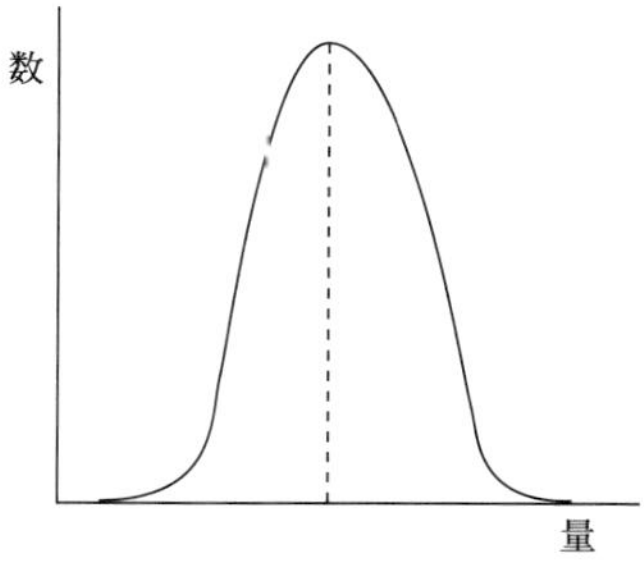

図2　正規分布

これをどう考えるかですが、ペンローズは、精神遅滞は大きくふたつのグループからなっていると結論しました。ひとつは図3のaの部分で、右にのべた自然の個人差（個体差）として知能が平均を大きく割っているグループですね。これは正常偏倚にすぎず、べつに異常や病的な現象ではないという意味で「生理群」と呼ばれます。

もうひとつは図3のbの部分、理論値に上積みされた部分で、これはなんらかの病理的な現象のために知能の

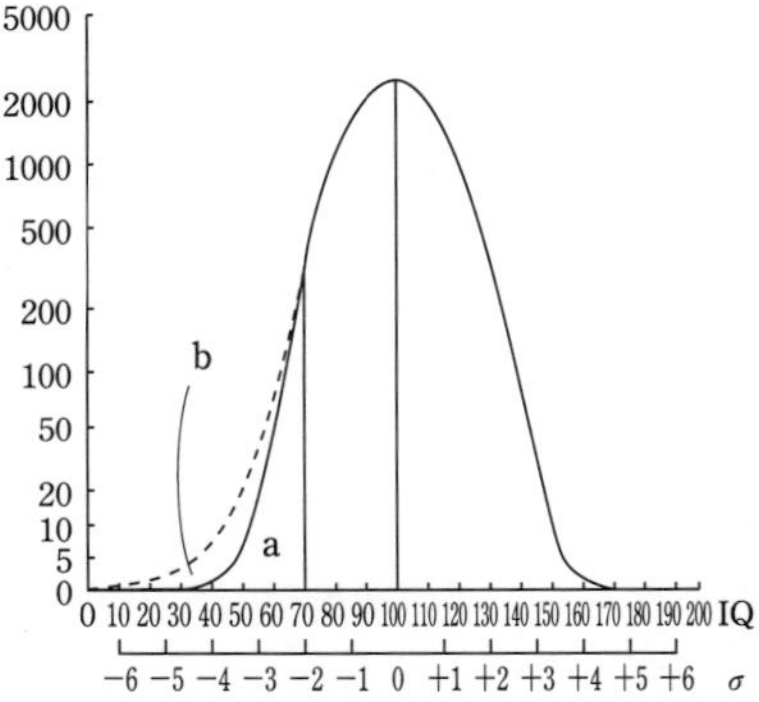

（出所）ペンローズ『精神薄弱の医学』（秋田聡平訳，慶応通信，1978）一部変更して引用

図3　知能発達の分布

大きなおくれが生じたものと考えられ、「病理群」と呼ばれます。病理現象が起きなければおそらく平均知能の周辺に分布していたであろうはずのものが、病理的なハンディに足を引っ張られて発達が伸びなやんでしまったグループということです。こうした現象のために実測値が理論値を上まわるわけですね。

　このペンローズの理論は、精神遅滞の子どもたちを実際に診ると、なんらかの脳の病理所見や病気の既往が見いだせる子と、そのようなものはなんら見つからないのに明らかに遅滞がある子とがいる臨床事実に符合いたします。生理群の存在は、そして精神遅滞全体のなかでは生理群のほうが多数を占めている事実は、理解の構造そのものに「おくれ」が必然としてはらまれている、とする村瀬さんの考えを裏づけるものでしょう。精神遅滞とは、精神発達の道筋から逸脱した「異常」な現象ではなく、認識の発達というものが備えている構造からおのずと生み出される自然の現象なのです。

では病理群は?といえば病理群も実はそうなのです。早産や未熟産、胎児期から乳幼児期における脳外傷やさまざまな脳疾患、染色体異常、先天性代謝障害、そのほか多様な病理現象が、病理群と呼ばれる精神遅滞の「原因」とされています。しかし、かくも多種多様で内容もまちまちな生物学的病理が、ひとしく「精神遅滞」をもたらす事実が教えるのは、これらの病理は必然的に精神遅滞を決定づける特異的な「病因」ではなく、発達の足をひっぱり、おくれをもたらす確率を上げる非特異的な「負荷条件(ハンディ)」に過ぎないということでしょう。

その証拠に、同じく早産や未熟産、脳外傷や脳疾患、染色体異常、代謝障害であっても、精神遅滞でない子どもたちがたくさんいます。障害があってもかならず遅れるとはかぎらないのです。二一対目の染色体異常(ダウン症候群)のように必ずといってよいほどおくれをもたらす障害でも、わりあい軽いおくれからとても重いおくれまで広い幅をもち、どの程度遅れるかは染色体からはわかりません。

村瀬流にいえば、長い歴史時間をかけて培われてきた共同的な認識世界(範の世界)に子どもがあとから遅れて参入するという発達の本質そのものに「おくれ」の契機がはらまれている。だからこそ、精神発達には自然の現象としての「おくれ」がかならず生じる。これが「生理群」である。まして、そこへさまざまな負荷条件が加われば、いっそう遅れやすくなる。これが「病理群」にほかならないということです。一般には病理群のほうが重いハンディを強いられる頻度が高くなります。病理的な負荷条件は精神発達の足をひっぱるにとどまらず、同時にほかのさまざまな面に対しても負荷となるからです。そのため、てんかんを合併していたり、感覚器官の障害や運動障害を重複していたりする遅滞児が病理群には少なくありません。

人間学的精神病理学では、精神障害を一般の精神現象と切り離さず、むしろそこに精神現象の本質を読み解こうとするとくりかえし述べてきましたが、精神遅滞の理解においても、それがあてはまります。

†遅れる子たちのこころの世界

このように認識の発達のおくれ、精神遅滞とは、ふつうの精神発達と異質な現象ではありません。けれども、だからそれでよし、とはいかぬところがあります。人間は社会的な存在として生きているため、その社会で大多数の人々がともにしている認識世界への参入の遅れは、生活上、さまざまな困難をもたらさざるをえないからです。「生活適応に困難」という社会的な判断が、精神遅滞の医学的な診断基準に組み込まれていることを思い出してください。この社会的困難ゆえ、この子どもたちのおくれは、生理群のような非病理的な自然の個体差であっても「障害」とみなされるわけです。

この子どもたちは、どこでどんな困難にであうのでしょうか。そのこころの世界に目を向けてみましょう。かれらはどんな体験世界を生きているでしょうか。

まず挙げねばならないのは、とても「不安」が高い世界だということでしょうね。この子たちは不安に彩られた精神生活を送らざるをえません。このことへの理解がたいせつです。

これは少し考えればおわかりいただけるでしょう。まわりの大部分の人たちは理解でき、対処できている世界を、自分（だけ）は理解しきれず対処しきれないまま、でもそこを一緒に生きねばならないからです。世界はこの子たちの認識レベルにあわせられてはいません。おくれをもつ人々へのもっとも大きな誤解は、ものごとがわからないから苦労知らずに無心で無邪気に生きられるだろうというものです。正反対ですね。安全感をもつのにむずかしく、むしろ人知れぬ苦労のなかを生きています。

『銀の匙』の少年は、いつもにこにこしていました。おくれをもつ子に、こうした笑みを見かけるのは珍しくありません。しかし、これを安らかな無心さとばかりとってはいけないので、むしろ不安や緊張の裏返しを読みとることが必要です。もちろん、ほんとうに楽しくうれしく微笑んでいるときもあります。でも、それればかりではない。私たちだって言葉や作法のよくわからない異国のパーティなどに出たとき、とりあえずにこやかにしていませんか。いわゆるジャパニーズスマイルです。これは対人的安全へのじゅうぶんな確信がもてず、不安で自信をもてないシチュエーションでとる防衛策ですね。

この不安の高さは、こだわりの強さとしてもあらわれてきます。ダウン症候群の子について、人なつこい半面、とても頑固だとよく言われますね。ここにもおくれをもつ子どもたち通有の強い不安がうかがわれないでしょうか。ダウン症候群にかぎりません。理解しきれず対処しきれない世界をなけなしの力で生活してゆくとき、自分がすでになじんで安心できるパターンやシチュエーションに固執し、未知のパターンや慣れないシチュエーションを極力避けるのは、ごく自然な知恵です。これが強い固執やこだわり、頑固さの姿をとって現われてくるのでしょう。

よく考えれば、これらは精神遅滞にかぎらず、幼い子ども一般にあてはまることでしょう。幼い子どもほど理解しきれず対処しきれない世界に囲まれています。ですから、幼い子どもはちょっとしたことで不安になって泣きますし、なじみのない状況に尻込みします。幼児は多かれ少なかれ「こだわりやさん」ですね。

ただ、多くのばあい成長につれて理解の幅や対処のレパートリーがどんどん広がって世界への安全感を高めてゆくのに対して、おくれをもつ子どもたちはその歩みがとてもゆっくりなだけです。未知の状況への不安が新しい経験を頑なに避けさせて、いっそう認識世界の拡大を妨げてしまう悪循環も起きます。このため、ときとして極端なほどの不安やこだわりをみせ、特異な「行動障害」をもつかのように見えることにもなるのです。

†「おくれ」と豊かな感覚性

精神遅滞の本質は、世界を社会的文化的な（共同的な）認識としてとらえることの遅れにこそあって、かならずしもまわりの世界のとらえ全般にハンディがあるわけではありません。独自の記憶力をみせたり、感覚的なとらえの豊かさや鋭さをみせたりする子どもたちが珍しくないでしょう。むしろ、こうしたかたちでの世界のとらえ方なら、遅れをもつ子のほうが一般に豊かなものをもっているかもしれません。

どういうことかと申しますと、私たちはまわりの世界を、生理学的なナマの知覚・感覚の世界としてではなく、「意味」や「関係」の世界として統合づけて（規範づけて）他人と社会的に共有できるかたちにとらえ直している、これが人間の認識なのだとお話をしてまいりましたね。認識の発達過程とは、おとなとのかかわりを通してそのように世界をとらえ直すべく乳幼児期から修練を重ねてゆくプロセスだと言えます。統合失調症の臨界期から急性期とは、このようにして人為的に獲得されてきた「意味」と「関係」の世界のゆらぎなのでしょう。

裏返せば、発達のプロセスとは、個々人の感覚器官が直接に感受したまま世界を個的に体験してゆくこころのはたらき、つまり感覚の直接性を、しだいに背後に退かせてゆくプロセスということになります。そのぶん、意味や関係を通して世界を共同的に体験することが可能になるわけです。ところが、おくれのある子どもたちは、そこに遅れるため、感覚の本来もつ直接的な体験世界、個的な体験世界をずっと前面に残していることになります。

これはいろいろなかたちで現われてきます。まず、プリミティブな感覚的な遊びへの没入ぶりです。蛇口から水をジャアジャアいつまでも流して見入っていたり、紙をちぎっては破りちぎっては破りを続けたり、そんなことに飽く様子をみせない子どもたちがいますね。私たちの目にはそういう遊びは無意味で強迫的な反復に映り、ときには「常同行動」といった症状名を与えたりします。けれども、そうではなく、ほとばしる水の輝きやきらめき、紙が裂かれてゆくときの微妙な手応えや音色とか、そうした直接的で感覚的な刺激をデリケートかつヴィヴィットに深く味わうことも、ほんらい人間にはできるのです。そういう独特の豊かな感覚世界をしばしばこの子どもたちはこころの世界に保持しているのです。

私たちも、こうした感覚の直接性を享受できないわけではありません。その世界もそれなりにもっています。けれども、「意味」を通してものごとにかかわる方向へとこころの世界を発達させてきたため、感覚・知覚刺激の世界をそのままでヴィヴィッドに享受し続けることはむずかしくなったのですね。蛇口の水流や紙の破れのような「意味のない」感覚刺激には、私たちはじきに飽いてしまうようになりました。音楽や映画を楽しむのは「鑑賞」で、蛇口の水や紙破りを楽しむのは「常同行動」とは、すでに「意味」を介して世界とかかわることが常態となっている私たちゆえの区分けなのです。

ダウン症候群の子はリズム感覚がよいとよくいわれますが、こうした感覚性の高さは鋭い音感やリズム感になって発揮されることがしばしばあります。あるいは独特の色彩感覚をみせたり。ただ、その独自の豊かな感覚性がその子の個的な体験世界を踏み出して、オリジナルでしかも他の人々との間で共有可能な表現世界、つまり芸術と呼ばれるたぐいの「意味」の世界へと拓かれてゆくのは、なかなかむずかしいといえるかもしれません。芸術をめざすなんてだれにとってもむずかしいわけではありますが……。

知的に遅れているからといって「もの覚えが悪い」と決めつけるのも、この子どもたちの力を見誤ることになります。私たちがものを覚えるときには感覚・知覚したそのままをそっくり記憶するのではなく、いわば「意味」に変換して、「意味」として覚えるのがふつうですね。認識の発達とは、意味や関係において世界をとらえるようになってゆくことですから、発達につれて記憶においても「意味」にたよる度合いが大きくなります。そのぶんだけ、無意味記憶は不得手になってゆきますね。ふつう大人になるにつれ、トランプの神経衰弱とか弱くなってくるでしょう。

これに対して、発達の遅れた子どもほど「意味」に依存する度合いが低くなりますから、直接に感覚・知覚したそのままをこころに焼きつける記憶の様式を保つことになります。これはきわめて鮮明かつ正確な「もの覚え」なのです。発達障害にかかわっていて、そうした克明な記憶力をかいま見てふしぎの感に打たれた人はけっして少なくないでしょう。これもおくれをもつ子が示す高い感覚性のあらわれのひとつです。

このような感覚性の高さや記憶の特性はたいせつな財産だと思いますが、ただ、先にも述べましたように、その性質上、個的な体験世界の外に伸びて、共同的なひろがりやつながりを得てゆくことにむずかしさがあります。紙破りをともにこころから楽しんでくれる相手はそういませんし、日常生活のなかで「覚えること」を求められるのは、もっと意味をはらんだ社会的なことがらです。その意味で、おくれを抱える人たちは私たちよりも孤独な、孤立の度合いの高いこころの世界に生きています。

認識のおくれは、世界をともに知って共有することの遅れを意味します。精神遅滞と呼ばれる子どもたちは、まわりの人たちと同じだけ世界を共有することに遅れ、そのぶんだけ、ある深い孤独や寂しさをぬぐいきれないところがあります。『銀の匙』で主人公の琴線に触れたのは、ここのところだったのでしょうね。かれは自分のひそかな孤独を少年に重ね合わせて惹かれ、接近しようとしたのだけれども、そこにはたやすく越えられないものがあった。その悲哀が描かれています。

†「おくれ」をもつ子たちのこころの「自立」

精神遅滞というだけで私ども精神科医のところにくる子どもはありません。その子がなんらかの失調的な、いわゆる「問題行動」を起こしてしまうときですね、精神科医の存在が思い出されるのは。

児童相談所に付設した診療所で仕事をしていた頃にはよく相談にあずかったものでした。わりに多かったのが盗みの相談。お菓子や小物を万引きしてしまうのですね。それから無賃乗車。電車に乗って遠くへ行ってしまう。名古屋の子どもが青森で保護されて、お母さんが迎えに行くといったことがくりかえされ、なんとかなりませんかという相談です。諭したり叱ったり手を尽くしても止まず、万策尽きて来られます。

おくれをもつ人には旅というか放浪が好きな人が多いですね。山下清がそうでしょう。

電車が大好きで、ひとりで遠くまでいっちゃう子がいます。改札や検札のすりぬけ方がふしぎに巧みだったりして。しかも、何時何分にどこそこの駅で降りて次は、とか旅程を実に詳しく覚えていたりします。それだけの能力があるのだったら、もっとほかに、とついこちらは思ってしまったりするのですが。

たぶん、こういうことでしょうね。私たちは観念のなかをあちこち移動をして生きています。いま皆さんは発達障害の話をお聴きになっておられますが、これはいわば私の案内で発達障害の世界を頭のなかで旅しているのだといえます(退屈な旅でなければよろしいのですが)。それが可能なのは、私たちは世界の共有がじゅうぶんできていて、観念を他人とともにできるからですね。いっぽう私の講義がつまらなければ、身体はここに座っていても、昨日みたテレビの筋をぼんやり思い起こしていたり、読みかけの本の内容を考えていたりと別の観念世界へこころを移すこともできます。

おくれをもつ子どもたちはまだこのように観念の世界を自在にゆききすることができません。そういう世界の獲得に遅れている子たちですから、頭のなかで観念的な世界を享受するのはまだ困難で、直接目の前にする実体の世界しかじゅうぶんに体験できないのです。講義が退屈なら他にこころを移して身だけ座っているという高度なわざはまだなくて、その場がつまんなければほかの場に身を移すしかありません。おくれをもつ子がしばしば多動で、じっと席に落ち着けない理由ですね。

この子たちは観念のなかを移動するかわりに実際に身体を移動させねばなりません。それが、この子たちの世界とのかかわり方、世界の享受のしかたなのです。だから電車で遠くまで移動するのでしょう。車窓を流れる風景を高い感覚性で飽くことなく楽しみます。次々と移り変わってゆく光景、さまざまな音の響き、ポイントの通過ごとに変化する揺れと振動——自分なりに世界を精一杯味わいつくそうとするこの子たちの姿が目に浮かばないでしょうか。かれらはそのためにはもてる力を傾けます。こころに焼きつけてよく覚えています。必然性のあることなのです。同じく、盗みなどの問題にも、たんに善悪のルールが理解できないためというより、やはり世界とのかかわり方、享受のしかたの直接性といったことが潜んでいるでしょう。

同時にこれらの行為には、先に述べた意味での「孤独」の影が落ちています。万引きは、だれそれは見張り役、だれそれは店員の注意の引きつけ役、と共同作業でなされることはなく、いつも単独でなされます。旅はひとり旅です。おくれをもつ人たちは、そうでない人々にくらべたとき、ずっとわが身ひとつで世界に向かわんとしている人たちにみえます。その意味でとても「自立」しています。知的なハンディゆえに「依存的な存在」「非自立的な存在」と決めつけては精神遅滞への理解をあやまつでしょう。認識のおくれゆえに社会的な意味での生活の自立（自活）にはハードルが高くても、こころのありようとしてはむしろ自立した（しすぎた？）ありようを大きくもった人たちではなかろうか、と私は思います。

†「おくれ」ゆえの矛盾

さて、ここで私たちはどんな問題にぶつかっているのでしょうか。

この子どもたちは世界の認識的な共有に遅れ、私たちと同じしかたでこの世界を享受することにむずかしさがあります。しかし、そうであっても、私たちと同じこの世界を生きてゆかねばなりません。そのなかで、かれらは自分なりのしかた、自分にできるしかたで、この世界をなんとか享受しようと奮闘しています。ところが、その奮闘は、私たちの社会規範からは逸脱や迷惑や触法行為とされてしまう。ときとして、そんなことが起きます。診察室でであうのはそのような子どもたちです。

ここには大きな背理が潜んでいるのがおわかりですね。世界をじゅうぶん共有することは不可能なまま、でも、この世界の社会規範だけはしっかり共有することが求められざるをえないという背理です。この子たちはよく生きんとしている、と私は思わないではありません。独力で、自立的に、よくたたかっているじゃないか、と。菓子の万引きぐらい、無賃乗車ぐらいいいじゃないか、と私の半身はひそかにつぶやきます。ね、大目にみようよ、と。

しかし、そうもゆかないでしょう。もし、この子たちをまったき「個」としてとらえればそれでよいかもしれませんが、この子たちもまた「関係」を生きている社会的共同的な存在だからです。やっぱりまずいよね、とつぶやくもう半身があります。

このジレンマをどう解決すべきかの一般解を、いまのところ私は残念ながらもっていません。個々の子どもの状況やそれぞれの事情に応じて、個別的に折り合い点をさぐってゆくのがせいぜいのところでしょうか。

こころの個体性と共同性との矛盾を統合失調症の病理の根っこにみてきましたが、認識のおくれをもつ子においては、その矛盾はこんなかたちで現われてくるのです。発達の相対的な差にすぎず、けっして例外的な異常現象ではないおくれが、私たちが高度に社会的な共同世界をつくりあげ、そこをともに生きている現実のなかでは、このような大きな矛盾を生まざるをえないのですね。

次の章でお話しする自閉症では、私たちは同じ矛盾にさらに正面からであうでしょう。関係の発達のおくれ、すなわち共同性の獲得それ自体の大きなおくれを本質としている子どもたちだからです。

第四章　自閉症のこころの世界

†自閉症の発見と研究のはじまり

自閉症のお話をするのは難しいところがあります。自閉症の学説は変転し、多くの論争があり、しかも、だれもが納得できる説にいまだいたっていないのです。研究の進展につれて学説が更新されるのは学問の常道で、進歩史観にたてば新説ほど真理に近づいている理屈でしょうか。けれども自閉症の研究には、いったん誤りとして退けられた旧説に立ち戻るなど堂々巡りがありますから、「研究の最先端」「最新の学説」に急いでとびつかないほうがよいかもしれません。新しいものから先に古びてゆく、ということもあるのです。

ここでは「最新」研究の紹介ではなく、学説の変遷そのものをたどって、自閉症とはなにかを考えてゆこうと思います。自閉症研究が堂々巡りになった理由のひとつは、旧説を否定して捨て去る性急さにありました。学問研究が権威追従やトレンドの追っかけでないのなら、ある時期、ある考え方がそれなりに容れられたとすれば、なんらかの妥当性や追究に値する可能性を内包していたからとみるべきでしょう。過去の諸説を、それぞれの着想や問題意識をあらためてとらえ直すなかから、自閉症というものの輪郭が浮かび上がってこないでしょうか。

さて、私たちが自閉症という障害を知ったのはそんなに昔ではありません。一九四三年、アメリカの児童精神医学者カナーが、こうした子どもたちを論文に著し、注目を集めたのが始まりでした。一一名の子どもたちが取り上げられ、詳細に分析されています。「情動的交流の自閉的障害 Autistic disturbance of affective contact」というタイトルの論文で、いま読んでも古びていないですね。

カナーがあげた自閉症の特徴は以下のようなものでした。

（a）人生早期からの極端な自閉的孤立

カナーが言っている人生早期とは、二歳以前のことですね。ふつう、赤ちゃんは目が見えるようになればすぐに目が合うようになります。こちらが見れば赤ちゃんも熱心にこちらを見る。抱っこしてやると身を寄せてきます。もう少し大きくなりますと、あやせば喜び、それを求めるし、更にもうちょっと大きくなれば大人と遊ぶことを楽しみ、子どものほうからせがんできます。もっと大きくなりますと、子ども同士で「〇〇ごっこ」とか

「○○遊び」というかたちで遊びます。

自閉症の子どもたちには、そういう「かかわりの発達」が起こってこないのですね。いや、起こらないわけではないけれども、その歩みが極端に遅いのです。なかなか目が合わなかったり、抱きあげられても抱かれる体勢をとらなかったり、歩くようになってから母親が呼びかけて腕を広げても無反応だったりします。遊んでやろうとしても乗ってこず、むしろ、うるさがって避ける様子さえ示します。一般の子なら子ども同士で遊ぶ年齢になっても、ほかの子に関心をもたず、一人でお気に入りのおもちゃで遊んでいる。その遊びも、たとえばミニカーだったら走らせて遊ぶのがふつうなのに、そういう遊び方はしなくて、ミニカーのタイヤを指で回して光にかざし、それを飽かず眺めていたりします。

こうした独特の対人交流の希薄さがあって、他人との関係を求めず、きわめて孤立性の高い精神生活のなかにいる印象を与えます。それをカナーは「自閉的な孤立」と呼んだのですね。

(b) コミュニケーションのための言語を用いない

重い自閉症では言語の発達がみられません。いつまでも言葉がないままでいます。言葉がでてきても「エコラリア(反響言語、オウム返し)」といって、こちらが言った言葉をちょうどオウムのようにそのまま繰り返すだけとか、音声として記憶したコトバを口にするだけで、コミュニケーションをなさない発語にとどまります。非常に長い文章を暗記したり、テレビのコマーシャルのせりふを正確に覚えたりしますが、機械的な暗誦を出ず、コミュニケーション言語とはならないのです。

もう少し言葉が発達した子でも、私たちが一般に使うのとはちがう、誤用ないし自分流の使い方が目立ちます。たとえば、主語の省略のない英語ではは っきりと現われるのですが、自分のことを《you》と言い、相手のことを《I》と言う代名詞のひっくり返りがしばしばです。また、クレヨンの赤を「セシル」、青を「アネット」と呼ぶとか、（その子なりの理由はあっても）一般のコミュニケーションには通用しない語法がみられます。

(c) 同一性保持への強迫的欲求

自分がなじんだパターンが保たれることにこだわり、それが変化すると強い不安やおそれを示します。「強迫的」とは、ひらたくいえば、こだわりにとらわれているという意味ですね。日課、事物の配置、ものごとの手順などがいつも同じパターンであることに固執して、それが崩されると激しいパニックに陥りかねません。

本棚の本の配列にこだわってそれがかわるとすぐに並べ直さずにはおかなかったり、いつも同じ道順にこだわり道路工事などでその順路を通れないとパニックになったり、部屋の家具の配置やカーペットを変えたら大騒ぎになってもとに戻すまでおさまらなかったりとか。私たちなら見逃すようなささいなパターンの変化にもただちに気づいて大騒ぎになる子もいます。

(d) ものに対する関心やものを扱うときの巧緻さ

これはそのコントラストゆえにカナーが強調したことなのですけれども、「人」に対しては興味をもとうとしない、人とのかかわりに関心を払わない半面、自分のお気に入りの器物など「もの」に対しては強い関心をもちます。いつもそれを手にしていないと気が済まないとか、それればかりで遊んでいるとか。つまり、まわりの世界すべてにかかわりをもてないわけではないということですね、カナーの言いたかったポイントは。

そしてそのようなときには、驚くほどの巧みさ、器用さを発揮する子どもたちがいるのです。ビーズや積木ブロックを精緻に色分けして配列したり、ジグソーパズルを手早く完成させたり、瓶の蓋などを曲芸のように掌でくるくる回転させて遊んだりとか。ふしぎな子どもたちなわけですね。

カナーはこれら四つに加え、「潜在的な認知能力（知能）」は低くなく、知的な障害ではないと述べました。重い精神遅滞でも言葉の発達がみられなかったり、対人的なかかわりにおくれがみられたりしますが、自閉症はそのような知能の障害に起因するものではないことを強調したのですね。長文を正確に暗誦したり、わずかな変化も察知したり、ものを扱うときに巧緻さをみせたりという特徴が、それを裏づけるものとカナーは考えました。

もうひとつカナーが述べたのは、明らかな脳障害の所見は見られない、ということでした。ただし、これにはこの時代の検査技術の制約といったことを考える必要があるでしょう。

†カナーは自閉症をどうとらえたか

これらの子どもたちをどう理解したらよいのか。これはどういう障害なのか。当然、カナーはそれを考えました。

私たちは、なにか未知のものに遭遇したとき、どこから考えはじめるでしょうか。既知のもので言えばなにに似ているか、なにに近そうか。そこからはじめるのが常套でしょう。医者が未知の病気にであったときも同じです。これまでに知られている病気ならどれに似ているか、どれに近縁性を見いだせるか。既存の診断分類にあてはめるならどの分類に入りそうか。自閉症における学説の変遷とは、既知の精神障害のなにに近縁で、どの分類にあてはまるかを巡っての紆余曲折だったと考えるとわかりやすいでしょう。

カナーもそこから始めました。既存の診断カテゴリーなら「精神病」に分類される障害で、精神病のなかでは「統合失調症」に近縁なものではないか、もしかしたら幼児期に発病した統合失調症そのものではないか。これがカナーの考えでした。後の研究者から、自閉症を「精神病」のカテゴリーに入れて統合失調症に関連づけたのはとんだまちがいだったと否定されるのですが、カナーがそう考えたのには、それだけの根拠があります。

カナーの時代は薬物療法が見いだされる以前で、慢性化したとても重い統合失調症の患者さんがたくさんいました。そうした患者さんの症状や病態と、この子どもたちが示す状態像とはずいぶん似かよっていたのです。

重い統合失調症の人たちも、なかなか人とかかわりがもてません。病室の片隅にうずくまっていたり、落ち着きなく病棟の廊下を歩き回ったりしていながら、周囲の人とはかかわろうとせず、また他人が接触しようとしても避けてしまう人たちがたくさんいました。妄想にとらわれ、社会的な対人交流を遮断しているかにみえる人たちもいます。情動的なふれあい、社会的な対人交流の極端な乏しさが自閉症との大きな共通性として浮かび上がるのです。

言葉でのコミュニケーションがむずかしい患者さん、ほとんどコミュニケーションが成り立たない患者さんも、重い統合失調症には少なくありませんでした。疎通性のない独りごとばかりを呟いていたり、妄想に彩られているのかさっぱり了解できない話や、「言語新作」と呼ばれるまったく自己流の言語使用もみられたりします。エコラリア（オウム返し）のみられる患者さんもいます。というか「エコラリア」はもともと統合失調症にみられる言語症状を指す言葉でした。

ひとつのものごとへの固執や強迫的なこだわりも、状況の変化への強いおそれや警戒をみせることも、統合失調症の慢性病像にはありふれたものでした。

このように自閉症にみる(a)(b)(c)の三つの大きな症状的特徴は、ことごとく統合失調症においても相応した症状を特徴的に見いだせるものだったのですね。また、統合失調症も知能障害ではなく、明確な脳障害の証拠は見いだせませんでした。ここでも共通しているように思われました。

カナーは最初の論文をおおやけにした翌年、この子どもたちに「早期幼児自閉症 early infantile autism」の名を与えました。「自閉 autism」とは、オイゲン・ブロイラーという分裂病研究の土台を築いた精神医学者がこの病気の精神病理を説明するために編み出した基本的な概念でした。それを障害名に選んだこと自体、カナーが両者の類比性、近縁性を強く意識していたことを意味します。まわりとの現実的・社会的な交流の乏しさ、孤立した精神生活のうちにあること、すなわち「自閉」を両者の重要な共通項とみなしたのです。直実な経験主義者のカナーは説を立てるのにはとても慎重な学者で、断言や直接的な言い方はあくまで避けていますけれども、統合失調症の最早期に発病したものが自閉症なのだろう、とまず考えたにちがいありません。

カナーのお師匠さんはアドルフ・マイアーで、アメリカ精神医学の基礎をつくったスイス生まれの精神医学者でした。マイアーは「精神生物学派」と呼ばれる一派をなし、これは簡単にいえば、精神障害を生物学的な要因と心理社会的な要因との間に生じる反応としてとらえようとする立場です。したがって統合失調症も、この病気に関与するなんらかの生物学的・素因的な諸要素と生活史的・環境的な諸要素との関数ということになります。理解しやすい考え方ですね。

もしそうなら、そして自閉症がきわめて早期に発病した統合失調症だとするなら、そこに見られるのは心理社会的要因、すなわち生活史的・環境的要因の関与がミニマムな統合失調症のすがたのはずです。言いかえると、複雑な社会的環境的な影響が最小限で、生物学的・素因的要因がもっとも直接的かつピュアに反映された、いわば統合失調症の生来的な「純粋培養例」こそが自閉症ではあるまいか。これがカナーの問題意識だったにちがいありません。精神医学の大テーマ、統合失調症の謎をとく鍵がこの子どもたちにこそ秘められていないだろうか、と。

そんなわけで自閉症は児童精神医学の領域のみならず、精神医学全体から大きな関心を集めることになったのです。統合失調症研究のコンテキストのなかで、自閉症の研究はスタートしました。古い論文やテキストのなかで「小児精神病」「小児分裂病」という用語がでてきたら、それはしばしば自閉症のことであります。

†自閉症の基本的な症状はなにか

この未知の障害を、既知の精神障害のうち、どれにもっとも近縁な障害と位置づけるかが自閉症研究史のひとつの軸で、カナーは統合失調症をそれに選びました。

これと絡んで自閉症研究史のもうひとつの軸は、この障害が示すさまざまな症状のうち、どれがもっとも基本をなす症状かの検討でした。

ほとんどの病気は複数の症状の組み合わせとして現われますね。風邪なら熱と咳と鼻水とか。自閉症では大きく整理すればカナーの挙げた(a)(b)(c)の三つがセットになっています。こうした症状のセットを前にしたとき、医学者は各症状がたまたま横並び一線に生じているとは考えず、その病気の本態にもっとも直結した基本的な症状と、二次的に派生する付随的な症状とにわけてみようと考えるものです。

とりわけ、その本態が物質的な所見や検査データからはじゅうぶんにとらえられず、もっぱら精神的な諸症状（言葉や行動）だけが手がかりの精神障害では、それらの症状のどれをもっとも障害の本質につながった基本的な症状と考えるかが、その障害のしくみを追究するうえでの重要ポイントになります。自閉症研究史においても、なにが自閉症の基本的な症状なのかが問題になってきました。

カナーは、三つのセットのなかで、「(a)極端な自閉的孤立（社会性の障害）」が、もっとも基本をなす症状であり、ここにこの障害の本質が潜んでいると考えました。だからこそ「自閉症」の名を与えたわけでしょう。

これに対して「(b)コミュニケーションの手段としての言語が用いられない（言語の障害）」のは、(a)から二次的に派生する症状だとカナーは考えました。人とのかかわりがなければ、人とかかわる（コミュニケーションする）手段としての言葉が身につかなくてもふしぎはないわけですから。

対人交流の障害、社会性の障害を共通項に統合失調症との関連性を追究してゆく。これが一九四〇年代から五〇年代、カナーに主導された自閉症研究の最初の流れでした。

†環境論的研究への傾斜とその背景

六〇年代に入ると新しい流れが出てきます。自閉症を環境との関連において検討していこうとする環境論的な研究の流れですね。これにはいくつかの背景があります。後の研究者たちは自閉症を環境に結びつけるとはとんでもない過ちだったと異口同音に否定しましたが、しかし、それなりの理由があっての研究動向でした。その背景を整理しながら、少していねいに振り返っておきましょう。現在ではもうなかったことのように振り返られもしないでしょうから。五つほどに整理できます。

(1)カナーの家族論：第一の背景には自閉症研究の第一人者カナーその人が、自閉症の家族のパーソナリティには特有の共通性があると強調したことがあります。知的能力が高く、知性的で、いささか強迫的で、クールで、情動的な親密性には乏しいといったパーソナリティです。わが国なら「学究肌」と呼ばれる性格特徴を思い浮かべればよいでしょうね。自分の会った自閉症の家族ほとんどすべてがそうだったとカナーは経験的に述べています。たとえば最初の一一例の家族をみると知的なプロフェッショナルぞろいだったというように。

カナーは慎重で周到な研究者でしたから、こうした家族のあり方そのものが自閉症の「原因」となるわけではない、それだけで自閉症が生じるはずがないと釘をさしたうえで、しかし、こうした家族の特徴がその症状のあり方やその形成になんらかの影を落としているにはちがいないと強調したのです。カナーは自閉症を「心理社会的要因」がミニマムな統合失調症の純粋培養例ではないかと考えたくらいですから、「環境因（心因）説」をとるわけがありません。

カナーは研究結果に忠実な学者で、家族に共通特徴がみられたという記述を、家族への偏見を生むおそれがあるといった、いわば「社会的配慮」から控えることはしませんでした。経験主義にたつ研究者として、自身の臨床経験をいつわりなく述べたのです。ただ、児童精神医学の黎明期で、まだ情報社会でもなかったこの当時、児童精神医学者カナーの存在を知りアクセスする親たちは特定の知的階層に大きく偏っていたという母集団の問題が盲点になっていたのでしょう。最初の一一例中四例の親が精神科医（！）でした。ひとごとではありませんが、研究者とは案外な盲点をもつものです。カナーほどの研究者にあっても。

（2）統合失調症の家族研究：第二の背景には当時の分裂病家族研究の動向がありました。

カナーの最初の着想以来、自閉症は統合失調症との関連でとらえられてきましたから、おのずとその研究動向と連動しました。統合失調症の家族研究には、第二章でお話しした遺伝学的研究のほかに心理社会学的研究があり、この分野では五〇年代後半から六〇年代にかけて患者の家族間コミュニケーションが大きなテーマとなりました。

統合失調症では社会的なコミュニケーションに障害がよくみられます。私たち各自が身につけたコミュニケーションのパターンは、子ども時代から積み重ねられたコミュニケーション体験のあり方におう部分が少なくありません。一般には家族間でのコミュニケーションの比重が大きいでしょう。そこで統合失調症になった人がどんな家族間コミュニケーションを経験しながら育ってきたのか、家族間コミュニケーションのあり方になにか特質がみられないか、それが研究対象になったのです。

代表例を挙げれば、ベートソンの唱えた「ダブルバインド理論」があります。コミュニケーション場面で相反するメッセージを同時に伝えられたため、矛盾した二重のメッセージのどちらも安心して受け取れず、心理的に身動きがとれなくなる。これがダブルバインド（二重拘束）です。

わかりやすい例を挙げてみましょう。子どもが学校から帰ってきて「遊んできていい？」と尋ねたとき、親はものわかりよく「いいよ。元気に遊んでおいで」と答えながら、内心ひそかに（宿題が先でしょうが！）と舌打ちしているのが言葉とは裏腹に顔に出ている、というような例です。

子どもはどっちを真実ととればよいのか、いずれのメッセージに従えば安全なのか、混乱と不安を強いられる。統合失調症の人には、幼い頃から家族のダブルバインド的なコミュニケーションに過剰にさらされて育ったらしい人がどうも多いようだ。こうしたコミュニケーション負荷が統合失調症の病理に関与していまいか。これがベートソンの仮説です。むろん確率的な傾向の問題で、そうであれば必ず発病するという病因論ではありません。例示したたぐいのダブルバインドメッセージを子どもに送った覚えがゼロの親はいないでしょう。裏返せば、たくましい子なら二重メッセージのいずれかを状況に応じて選択したり一方を平気で無視したりしながらクリアしてゆくけれども、繊細な子どもや安全感の薄い子どもはそれができず、そんな子が将来病気になりやすいと考えることもできます。

統合失調症になった人の子ども時代の家族間コミュニケーションになんらかの傾向がみられたとしたなら、自閉症ではどうなのか。自閉症のもつコミュニケーション障害と家族間の言語的・非言語的なコミュニケーションのあり方のあいだになにか特徴的な関係がみつかるだろうか。そこに目が向けられたわけですね。

（3）ホスピタリズム研究：第三の背景にはホスピタリズム研究の成果が挙げられます。「ホスピタル」というとわが国では病院ですが、多数が入所生活する施設はみなホスピタルです。第二次大戦下、疎開して親元を離れたり戦争孤児になったりして施設で集団養育される子どもたちが多数でてきました。そのように施設で集団的に育てられた子どもたちの精神発達やパーソナリティ形成のいかんを調べるのが、ホスピタリズム研究と呼ばれるものです。戦中から戦後、この研究が熱心になされました。

五〇年代後半から六〇年代にその研究結果が出そろったのですね。かかわりが手薄で目の粗い大集団のなかで育てられた子は、そうでない子に較べて、知的な発達も遅れぎみで、また情動的に不安定で対人関係の形成に問題をはらむケースが多くなる事実が明らかにされたのです。わが国ではいまだに定員数十名から一〇〇名を超す大集団の児童養護施設がふつうですけれど、欧米では小さなグループホームや職業里親に切り替えられてすでに久しい背景には、この研究結果があります。

この研究から、養育環境や養育的関与のあり方が精神発達なかんずく情動面の発達に及ぼしうる影響の大きさに人々の驚きと関心が集まりました。この関心のもとに、では発達早期から情動的な交流に大きな困難をみせる自閉症児においてその養育環境はどうなのか、環境になんらかの特異的な要因が潜んでいる可能性やいかんという問題意識が生じました。

研究の流れとして、おのずからなる問題意識だったでしょう。

（4）精神分析学：四番目の背景は、五〇年代から六〇年代はアメリカで精神分析学がときめいていた時代だったことです。精神分析学は、人間のさまざまなこころ模様や、その失調（精神障害）のしくみを、発達早期からの心理的環境、対人的な関係性を鍵にして読み解かんとする方法意識にたつ学です。第二次大戦によって西欧の精神分析学者たちがあいついで米国に亡命や移住をして、そのコンセプトがアメリカ独自の社会的文化的土壌のうえに花開いた時代でした。

精神分析はもともと成人の神経症（心因性の精神障害）を対象とした理論と治療技法としてスタートしました。しかし、理論とか技法は、どんなものでもかならず、その適用範囲が拡大されてゆく性質をもちます。ひとつは対象をひろげる努力をとおしてより普遍的なものへと理論や技法を磨こうとするためです。もうひとつは版図拡張の野心にも似た一種の誘惑に、研究者もまたいざなわれるためでしょう。

精神分析学もその例外ではなく、成人の神経症ばかりでなく精神病や子どもの精神障害へとしだいに対象を拡げてゆきました。そのなかで自閉症も研究的・臨床的な対象となり、そこでは、その心理的環境や関係性のいかんが研究主題となったわけです。精神分析学の得意とするテーマですから。

（5）反精神医学：五番目の背景は、六〇年代に「反精神医学」の運動が大きく盛り上がったことでした。これは精神障害を、生物学的にであれ心理学的にであれ、患者個人の脳ないしこころに内在する異常性・病理性に帰して疑わなかった従来の精神医学への異議申し立ての運動でした。

神経伝達回路の異常といった正統精神医学における生物学的なとらえ方にせよ、自我の葛藤といった力動精神医学における心理学的なとらえ方にせよ、あくまでも問題を個体のもつ障害性、個人のもつ病理性として扱うものですね。

しかし、それでは一面的に過ぎまいか。人間は社会環境のなかを相互的に生きる存在で、その環境がはらむ非合理や矛盾が個人を失調へと追いやる側面が不当に無視されている。家族、社会、国家など人間の共同性が強いる矛盾のしわ寄せをひきうけた個人が精神障害者というべきで、かつまた、その結果である障害ゆえにさらに共同体から排除や差別を受けるのが精神障害者である。こうして共同体から二重に疎外された存在であるのに、精神医学はそれを患者個人の病理性に帰して社会環境側の問題に目をつむり、結果的に患者の社会からの疎外に荷担していまいか。精神医学はほんとうに病者の側に立っているのか。

これが反精神医学の異議申し立てでした。

この反精神医学は、この時代の精神医療の一般的な粗末さや障害者差別の実態とあいまって、統合失調症の問題を中心に精神医学者、精神医療関係者に大きなインパクトをもたらしました。医療改革運動や反差別運動、一部では政治的な反体制運動にまで燃えひろがり、そこまでゆかなくても精神障害における社会的負荷要因、環境的負荷要因にあらためて目が注がれたのです。メンタルな失調現象をできるだけ社会的・環境的な文脈でとらえんとする志向が、統合失調症だけではなく、さまざまな方向へ向けられました。

不登校の例がわかりやすいでしょう。不登校とは子どもの病理ではない。現代日本の高学歴志向、知育偏重教育、受験競争がもたらすストレスこそが不登校の原因である。歪んだ教育体制や学歴信仰に囚われた親たち、さらにそれらの根底に横たわる学歴・学校歴社会こそが問題であって、不登校児はその犠牲者、告発者とみなければならない。治療すべきは不登校ではなく、病んだ現代社会の教育環境なのである、云々。

不登校の児童精神医学的なとらえ方の変遷をたどってみますと、ある時期から右の見解が強く主張されてひろまったことがわかります。類型化した不登校理解のひとつで、皆さんも耳にされたことがおありでしょう。これは反精神医学的な理念の不登校バージョンで、わが国の児童精神医学が反精神医学の波に洗われて生まれた見解でした。

こうした反精神医学の動きのなかから、自閉症論においても、社会的・共同的な病理の問題へと引き寄せる視点が出されてきました。たとえば、「子どもはこう発達するはずだ」「こう育つべきだ」という社会的標準ないし固定観念が先にあり、そこから少しでもずれた子どもへの差別のまなざしが「自閉症」なる概念を社会的に生みだし、その社会的概念がその子たちをひとつの特別な障害であるかのように実体づけてさらに差別化してゆくのだといった見解など。

†混沌のまま挫折した環境論

以上のように環境論は相異なる源流から発するいくつもの流れが錯綜するかたちで六〇年代の自閉症研究を彩りました。しかし残念ながら、原点がまちまちだったせいか、てんでんばらばらの百家争鳴に終始して混沌をきわめ、それぞれの問題意識が互いに突き合わされて検討され、ポイントが絞り込まれてゆくにはいたりませんでした。

①なんらかの環境的要因が自閉症の本質的な病因として潜んでいるのか、つまり自閉症は「環境因性(心因性)」の障害なのか? ②病因は別だ(環境因性の障害ではない)けれども、環境的要素は症状のあり方や発展(あるいは改善)になんらかの影響を与えるのか、与えるとしたらそれはどんな部分にどのようにしてなのか? ③それとも、自閉症とは環

境的なことがらとは（つまり周囲とは）全然無関係に独立進行する障害プロセスで、環境はその症状の発展にも改善にもなんのかかわりもないのか？

統合失調症に関連づけるにせよ、別個の障害としてとらえるにせよ、このように論点を整理したうえで掘り下げて検討するのが環境論的研究の急所で、これが果たされるべき課題でした。しかし、六〇年代の環境論は、そのような自覚的な取り組みにはいたらず、未整理のまま、混沌のまま、中断をむかえます。七〇年代に入り、あらたな学説の台頭とともに研究者がそちらに乗りかえ、環境論的研究は検討が果たされる前に、いうなれば「廃棄処分」になったからです。

この大きな学説転換の端緒を開いたのもカナーでした。カナーは最初の一一名の子どもたちを三〇年近く気長に追跡してその子らが成人してどうなったかを確かめ、一九七一年におおやけにしたのです。この報告は、社会的な予後の困難さを浮きぼりにするものでした。一一名中、自立就労できた者は二名、援助を受けながら就労できた者が一名。在宅介護が一名、消息不詳が一名、死去が一名。一名は精神病院に入院、残りの四名は知的障害者の施設に入所。亡くなった一名を含む二名にはてんかん発作がみられるようになっていました。

他の研究者たちの追跡報告もあいつぎますが、いずれも、ほぼ同様でした。すなわち、成人した自閉症の六割以上が重い知的障害をあわせもち、約二五パーセントにてんかんの合併が明らかになったのです。

これらの事実から「潜在的な知的能力（認知能力）」は低くない、明らかな「脳障害」はみられないとしたカナーのとらえに大きな疑問符がつきました。前者は少なくとも六割以上にあてはまらず、後者は約四分の一にあてはまらないからです。てんかん発作は脳内の電気活動の異常から起きる現象で、広い意味で生物学的な「脳障害」に入ります。二五パーセントとは一般人口におけるてんかんの率をはるかに超えており、偶然の合併とは考えられません。てんかんとの高い合併率をもつ子どもの障害で既知のものに精神遅滞の病理群が知られています。

自閉症は、統合失調症に近縁なものではなく、精神遅滞と同じく発達障害のカテゴリーに属し、なんらかの脳障害によるものではあるまいか。もし脳障害ならば、養育環境・家族環境・社会環境は、つまり関係的要因は「原因」には一切無関係のはずで、だからもはや研究や臨床の視野に入れるにはおよばない。「原因」に無関係だから、「治療」や「援助」にも関係ないはずだ。それどころか環境や関係性に目を向ける研究はすべて、親の育て方に「原因」や「責任」があるかのごとく自閉症をとらえる「環境因（心因）論」で、わが子の障害に悩む親たちを責め、さなきだに強い養育者への社会的偏見を助長する悪しき研究であった。研究者の「良心」に照らして二度とこの過ちをくりかえしてはならない。こうした論理と倫理がこぞって強く語られ、環境や関係性に目を向ける研究はなんであれ一括して廃棄されたのです。学説が移り変わるときには研究者にも一種の転向心理がはたらくかと思われるほど、旧説への批判と否定は激しいものでした。

†学説転換を主導したラター

この動きを背景に七〇年代の学説転換を主導したのが、イギリスの児童精神医学者ラターでした。ラターは、表1のとおり、カードを一枚一枚ひっくり返すようにカナーの説を裏返したのです。

カナーが統合失調症と自閉症との共通点に目を向けたのに対して、ラターは相違点に目を向けました。統合失調症の発病率は男女間に大差はないのに自閉症は男子にずっと多い。統合失調症の代表的な症状である幻覚妄想が自閉症にはみられない。発症年齢が大きくちがい、その間に亘続性がなく別々のピークをなしている、などです。

ラターはこれらを根拠に自閉症と統合失調症とのつながりを否定し、「自閉的孤立（社会性の障害）」を基本的な症状としたこれまでの自閉症理解を捨て、「言語の障害」こそを基本的な症状とみなすあらたな理解へと一八〇度の転換をおこなったのです。社会性の障

カナー	ラター
潜在的な知的能力（認知能力）は良好	知的能力（認知能力）に障害
明らかな脳障害は認められない	脳障害である
自閉的孤立（社会性の障害）が基本症状	コミュニケーションのための言語が使用できない（言語の障害）のが基本症状
精神病（統合失調症）のカテゴリー	発達障害のカテゴリー

表1　ラターによる転換

害はコミュニケーションの障害から起きる二次的なものと考えたわけですね。この転換を「コペルニクス的転回」と称揚したわが国の自閉症研究の権威もいました。

それなら既知の発達障害のうち自閉症はなにに近縁なのか、あらためてラターは探すことになりました。言語に大きな障害をみせる発達障害に、当時の用語で「発達失語」、現在は「発達性言語障害」と呼ばれるものがあります。これは、ほかの精神機能は発達しながら、また聴覚に異常はないにもかかわらず、言葉の獲得だけが大きく遅れる中枢神経性の言語発達の障害です。言語障害を共通項として自閉症は発達失語（正確にいえば言語理解に障害をもつ発達性受容性失語）にこそ近縁した障害、それに連続性をもつ障害ではないか。これがラターの仮説でした。

ちなみに「失語症」とは、言語を獲得していた人が、言葉の理解や表出にとって中枢的な役割をになう脳の特定領域（言語中枢）が損傷された結果、ほかの精神機能は保たれて

	発達失語	自閉症
言語コミュニケーションの遅れ	顕　著	顕　著
エコラリア（おうむ返し） 構音の誤り ジャルゴン	少ない 多　い 多　い	多　い 少ない 少ない
非言語的コミュニケーション（身振りなど）の遅れ	みられない	顕　著
ごっこ遊びなど社会的な遊び 友だち	みられる い　る	みられない いない

（注）構音とは、発声器官を使ってしかるべき発音をなすこと。自閉症の発語はモノトーンではあっても発音自体は正しいことが多いのに対して、発達失語では発音が不明瞭で不正確。ジャルゴンとは成人の失語症患者にしばしばみられる言語症状で、言葉（単語や文法）をなさない意味不明なしゃべり。

表2　発達失語と自閉症

いながら言語理解や言語表出だけが損なわれてしまう障害です。精神諸機能と脳の諸領域とを対応づける脳局在論は、一九世紀、この失語症の研究に端を開いたものでした。もし言語中枢にあたる脳領域に先天的な障害が潜んでいたり、その領域の神経学的な成熟が遅れたりすれば、言語発達だけが妨げられる理屈ですね。「発達失語（発達性言語障害）」は、おそらくそんな病理による障害と推定されます。

研究者ラターの本領は「思弁を排して実証を重んず」をモットーにする実証主義にあります。自分の仮説を実証するため、ラターは発達性受容性失語の症例や症例報告をたくさん集めて自閉症との詳細な比較を試みたのです。きっと両者は大きく重なるはずで、それによって同じカテゴリーの障害だと証明されるとともに、重ならない部分に自閉症が自閉症である特異性が取りだせるだろうと考えたにちがいありません。ところが較べたところ、たしかに言語コミュニケーションの障害という点では一致しますけれども、その内容をみるかぎり、むしろ両者の隔たりのほうが浮かび上がりました。表2にみるとおり、重なり合わないのです。

立てた仮説と調べた結果が案に相違してしまったときが研究者の正念場です。その仮説をおもいきって捨てるか、修正してつじつまを合わせるかですね。ラターは言語障害こそが本質とする仮説の根幹は捨てず、ただ言語障害のレベルが発達失語と自閉症とでは異なるのだと軌道修正をしました。すなわち、発達失語は言語中枢レベルでの言語障害なのに対して、自閉症は言語能力のさらに基底にある、より深いレベルでの知的能力（認知機能）の障害に基づく言語障害だろうというふうに。

そこでラターは、その認知機能とはどんなもので、自閉症ではそれがどう障害されているのかの実証研究に取りかかりました。その手段として、精神遅滞の子、自閉症の子、正常発達の子をたくさん集めて詳細に知能検査をおこない、その結果を比較検討する方法をとりました。そこで自閉症だけに特徴的ななんらかの異常所見が見いだされたなら、それがまさしく自閉症の言語障害の基底をなす認知機能の障害を示すものにちがいない。すなわち、それが自閉症の本態である。そうラターは考えたにちがいありません。研究史のおもしろさは、このように研究者の着想と探索方法の足取りを一歩一歩追ってゆくスリルでしょうね。

結果は実にクリアにあらわれました。代表的な子どもの知能検査にＷＩＳＣと呼ばれるものがあります。これは言語性検査と動作性検査からなり、いずれも六種類ずつの下位検査から構成されています。合わせて一二種類の検査の結果を総合して知能指数が算定される仕組みです。知能のたんなる高低ではなく、下位検査のばらつきのなかにひとりひとりの知能の特性、個性がとらえられるわけです。

正常発達の子どもたちでは、下位検査に個別的なばらつきはあるものの、どの下位検査の得点もある標準以上のレベルに達しています。精神遅滞のデータでは、やはり個々のばらつきはあっても、どの下位検査もある低い水準以下の得点にとどまっています。ところが自閉症では、言語性と動作性の間に大きなギャップがあるうえ、ある下位検査は正常発達に近いレベルに達しているかとおもえば別の下位検査は精神遅滞の平均水準にも届かないという極端なでこぼこが見いだされたのです。つまり、特定のいくつかの下位検査にアンバランスな得点の落ち込みが明らかになったのです。

実例を図４に示します。言語性検査では「算数問題」（計算）、「数唱問題」（ランダムな数列を記憶する）などの検査得点の高さに比して、「一般的理解」（道でお金を拾ったらどうするか？といった問題）、「単語問題」（単語の意味）などが大きく落ち込んでいます。動作性検査では「積木模様」（二色に塗り分けられた立方体を組み合わせて指定された模様を作る）、「組合せ問題」（切り離されたピースを組み合わせて正しい絵柄をつくる）などの高さにひきかえ、「絵画配列」（ばらばらにされたストーリー画のコマ割りを正しい順に並べ直す）の落ち込みが目立ちます。

知能検査WISCでのこれら特異的な落ち込みは、抽象能力、概念を形成する能力の障害を示すものとラターは考えて「認知欠陥」と呼び、これこそ自閉症の基本的な障害だとしました。言語能力の基盤をなす、より深い知的能力（認知機能）とは「抽象思考」や「概念形成」の能力であり、自閉症とはこの能力の欠陥、おそらく先天的な脳障害にもとづく欠陥にちがいない。そう結論づけたのです。他

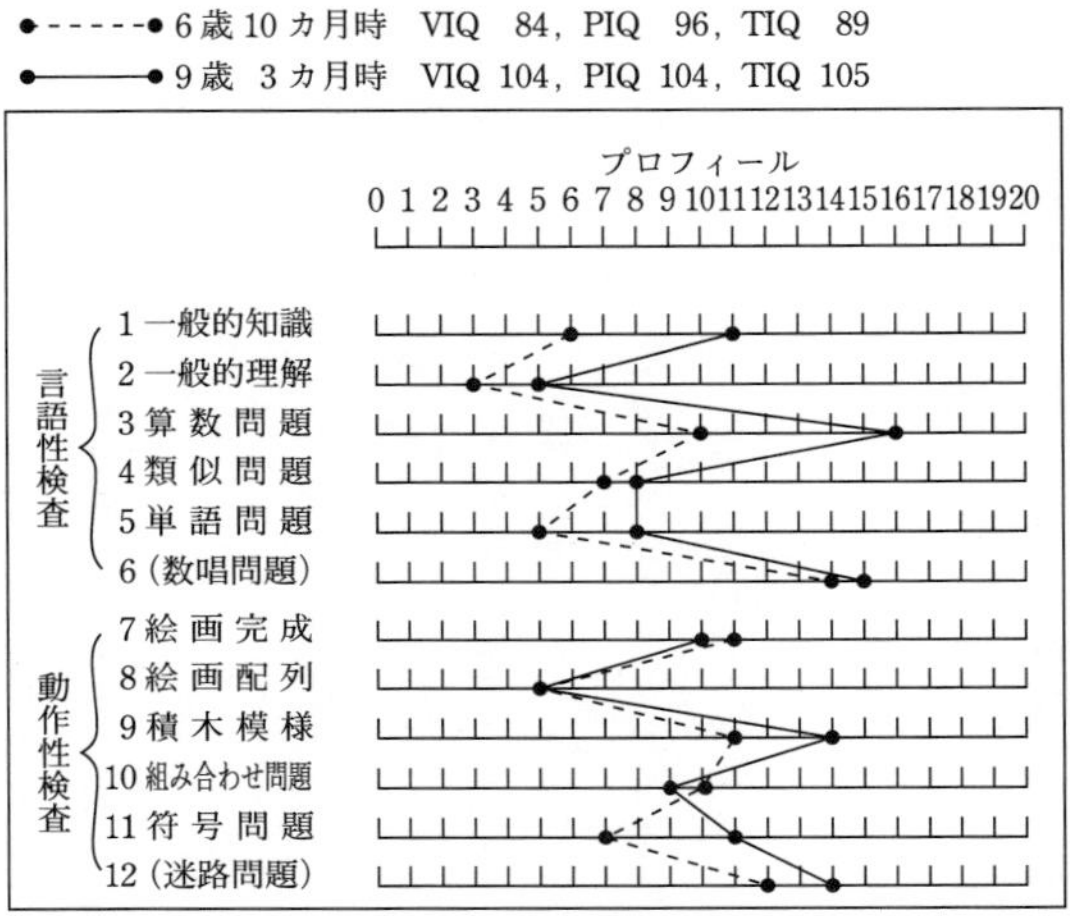

（出所）村田豊久『自閉症』（医歯薬出版，1980）
図4　自閉症のWISCプロフィール

の知能検査や言語能力検査でもこれに類する落ち込みがみられ、同様の結論が引き出されます。

これがラターの自閉症学説、わが国では「言語認知障害説」あるいは「認知障害説」の呼び名でひろまった学説でした。

†ラター説の定説化

ラター学説は研究者たちにこぞって迎えられ、いったんは定説となります。それには大きな背景と理由がありました。

背景として環境論の混沌を脱する道が探られていたことが挙げられるでしょう。力動精神医学と正統精神医学とのせめぎあいといった裏事情もありました。七〇年代、米国の精神分析学が退潮に向かい、自然科学的な手法による研究、すなわち正統精神医学的な自閉症研究が求められる時代に入ったのです。環境論に傾斜する力動精神医学に代わり、生物医学という正統精神医学の王道へ回帰せんとする動きのはじまった時代でした。反精神医学の席巻からの揺り戻しも起きていました。ラターの研究は、まさにそうした時代の要請に応えるものでした。

しかし最大の理由は、なんといっても百家争鳴から頭ひとつ抜けだした研究内容だった点にあります。憶測の域をでない仮説や少数の経験例からの演繹ではなく、多数の子どもたちを集めて統制された条件のもとで検査をおこなって統計学的に有意な結果を示す客観性の高い方法によって、上述のクリアカットな所見を明らかにしたものだったからです。多数の研究者をうなずかせるだけの方法の客観性とデータ的な実証性を備えた斬新な研究でした。

たしかに「一般的理解」「絵画配列」などにおける自閉症のアンバランスな落ち込みの実証はすぐれた業績でした。しかし、そこまでは掛け値なしの成果でしたけれども、それを自閉症固有の認知欠陥で、これが基本的障害だとした解釈は実は非合理です。

なぜなら、精神遅滞の多くもそれらの下位検査の得点は自閉症と同じく低いのですから。ただ、精神遅滞ではほかの検査得点も全部がともに低いため、外見上「特異な落ち込み（欠陥）」にみえないだけです。これらの低さ（欠陥）が自閉症の本態なら、精神遅滞の多くも自閉症である理屈ではないでしょうか。私がラター説を疑ったのはここからでした。ラターは誠実で几帳面な研究者ですが、あまりにクリアカットに見いだされた鮮やかな発見にみずからがあざむかれたのでしょうね。

実証データと解釈とをつなぐのは、いうなれば思弁の力です。思弁を排する実証主義の盲点……。ラター説は頭ひとつ抜けだしながら、ゴールにいたれず、やがて失速します。

方法の実証性は解釈の妥当性を保証しません。しかし、研究者の多くは方法の「実証性」「科学性」に目をくらまされたのでしょうね。ラターの解釈に疑いをはさむことなく、その説に追随したのです。

「言語機能」に言語中枢があるごとく、「抽象能力」ないし「概念形成」の機能にも脳内に特定の中枢なり回路があって、自閉症とはその生物学的な障害にちがいないというアイデアが、ラター説のポイントでした。局在論的・生物学的に精神障害をとらえる正統精神医学のコンセプトにぴったりのアイデアで、そのため盲点のほうは見過ごされたのかもしれません。ラター説は学界において定説化され、これで自閉症の謎は解けた、あとは脳のどこにその生物学的障害が潜むのかをつきとめるだけだ、と自閉症研究は脳の生物学的研究へと向かいます。

†生物学的研究の行方

脳障害ではないとするカナーの最初の考えを取り払ってその目で探してみると、検査技術の進歩もあいまって、自閉症にさまざまな生物学的な病理所見や既往症が見いだされてきました。これはラターの脳障害説を裏づける有力な状況証拠でした。

ところが、問題は精力的な研究によって次々と報告される所見のあまりの多様さと相互矛盾でした。たとえば、さまざまな胎児期・新生児期の感染症、先天性の代謝疾患、染色体異常などが自閉症に見いだされます。ところが一方では、それらの既往や障害がありながら自閉症でない子どもたちや、逆にそれらの既往や障害がないのに明らかに自閉症の子どもたちがいます。脳室のある部分に拡大がある、小脳のある領域に異常な所見が見いだされるといった報告もあれば、その所見はないとの報告もあります。生化学的所見もまちまちです。ミステリーでいえば、事件の有力な手がかりとみなすべき足跡はあちらこちらに次々見つかりながら、その足跡の方向やかたちや大きさがばらばらで、犯人にたどりつけないのに似た状況ですね。

性質も部位もさまざまに異なる生物学的所見が、どうしてひとしく自閉症という事態とつながるのか。また一方で、そのような所見がなくても自閉症である子がいるのはなぜか。さらに、そのような所見がありながら自閉症でない子もいるのはなぜか。

これが脳局在論的な自閉症の原因追究の迷宮で、結局、自閉症とは多種多様の「生物学的原因」から生じる「多因的な症候群」（原因はまちまちだが、同じような症状の組合せが現われるグループ）と説明するにとどまりました。現象を言いかえただけで、解明にはなっていません。

†ラター学説のゆきづまり

ラターが社会性の障害ではなく言語の障害のほうを基本的（一次的）な症状と考えた理由は、ひとつは統合失調症との共通性の否定というモチーフからであり、もうひとつは重い自閉症児の経過をみると成長につれ少しずつ対人的なかかわりは発達してくるけれど言葉のほうは発達しないという臨床事実からでした（ここにもラターの論理的思弁の甘さがみてとれるのですが……）。

しかし、八〇年代に入り、ラターが自閉症の本態とした抽象能力・概念形成の障害が、なぜ、きわめて早期から見いだされる対人交流の大きなおくれを「二次的」にもたらすのか、そこがうまく説明できないことにだれもが気づきはじめます。

さらに知的なおくれが少なく言語発達もみられる「高機能自閉症」と呼ばれる自閉症児に目が向けられました。この子どもたちは抽象思考や概念形成ができます。にもかかわらず「自閉症」と診断せざるをえない対人交流の困難さや社会性の障害をもっている臨床事実は、ラターの説を根底から揺るがすものでした。ラター自身も自説の無理に気づいて理論の手直しにつとめますが、苦しい説明を出ませんでした。そもそも最初のボタンが掛けちがっていたのですから。結局、ラターは自説をいさぎよく撤回いたします。なかなかできることではありません。

ラターは統合失調症とのつながりをいっさい否定しました。カナーが「自閉症」と名づけたのは「不幸」だったとまで述べたほどです。ところが高機能自閉症のうちに青年期に幻覚妄想など統合失調症様の症状を示す例が報告されるようになります。同じ疾患カテゴリーか否かはともかく、当初カナーが着目した両者の類比性は無視してよいのか、本人の側からみた心的な体験のあり方としてなんらかの共通性が潜むのではないか、これもあらためて検討課題となってきたのです。

こうして「コペルニクス的転回」は振り出しに戻ります。いったんは否定し去った「自閉的孤立（社会性の障害）」を基本的な症状とみるカナーの考えのほうが、妥当だったのではないか、と。

†ホブソンの「感情認知障害説」

八〇年代なかばから九〇年代にかけて、自閉症研究は、社会性の障害、情動的な対人交流の障害をあらためて中心的な問題に据え直して、それをどうとらえるかに回帰してゆきます。ただし、六〇年代の環境論とは切れたかたちで、それをあくまでも子どもの脳に内在するなんらかの障害性のあらわれとして説明しようとします。

この新しい研究をリードしたのは、ラターのお弟子さんたちのグループでした。そのせいでしょうか。対象を「言語の障害」から「社会性の障害」に移し替えただけで基本的な研究方略《ストラテジー》はラターのままという特徴をもっています。

その成果のひとつが、ホブソンの「感情認知障害説」でした。ホブソンは知能検査のかわりに、さまざまな表情写真を子どもに見せて「怒っている」「喜んでいる」「怖がっている」「悲しんでいる」など、その感情をあてさせるテストを案出します。そして精神遅滞の子、自閉症の子、正常発達の子を集めてテストをおこない、比較検討したのです。結果はクリアカットなものでした。精神遅滞および正常発達の子の正答率はほぼ一〇割近くです。ところが自閉症の子は五割を切るのです。ヴィデオ等を使ってテストしても同じ結果です。

ここからホブソンは、自閉症は人間の表情を読みとって感情をキャッチする能力に欠陥があると結論づけました。対人交流には相手の感情への理解が必要なのに、その能力に欠けるため、社会性の障害が起きる。脳のどこかに表情や感情の読みとりにあずかる領域なり神経回路があって、そこの生物学的障害が自閉症の本態にちがいない。これがホブソンの考えでした。

†バロン＝コーエンの「心の理論障害説」

これに対して異論を唱えたのは、バロン＝コーエンというもうひとりのラターのお弟子さんでした。かれは「心の理論障害説」と呼ばれる説を立てます。バロン＝コーエンも知能検査のかわりに、別のテストを工夫しました。こちらは他人が頭の中でどう考えているかをあてさせるテストです。そして精神遅滞の子、自閉症の子、正常発達の子を集めてテストをおこない、比較検討したのです。これも結果はクリアカットでした。

このテストはなかなか工夫されたもので、代表的なものに「サリー・アン課題」と呼ばれるものがあります。子どもたちにお芝居を観せるのです。サリーという女の子とアンという女の子が登場人物で、舞台には蓋のついた籠と箱が置かれています。サリーはボールを手にしています。そのボールをサリーは籠にしまってから舞台を立ち去ります。ひとり残ったアンは悪戯っ子なのでボールを籠から箱に移しかえてそしらぬ顔をしています。そこへサリーが戻ってきて、ボールで遊ぼうとします。ここまできたところで実験者は観客の子どもたちに尋ねます。「さて、ここで質問。サリーはボールをどこに探すでしょうか？」

正常発達の子はほとんど、精神遅滞の子も八割以上が「籠」と答えます。ところが、自閉症の子だけは、八割までが「箱」と答えるのです。この結果から、バロン＝コーエンは、自閉症は他人が心中でどう考えているか、その信念を正しく推測する能力に欠陥があるのだと結論しました。これに類するその他のテストでも、やはり結果は同じでした。対人交流には相手がどう考えているかの判断が必要なのに、その能力に欠陥があるため、社会性の障害が起きる。これがバロン＝コーエンの考えでした。

ホブソンとバロン＝コーエンの研究グループ間で、どちらの説が妥当かをめぐって論争が起きました。双方とも客観的なテストの実証データをバックにしていますから、なかなか譲れません。結局、感情であれ信念であれ、他人の内側に生起する体験を、表情なり状況なりを手がかりにしかるべく判断することが自閉症はとても不得手なのだ、ということなのでしょう。

「心の理論　theory of mind」とは、ちょっとわかりにくい概念ですけれども、要するに「〈人間はめいめい考えをもっている〉という考え」のことです。英語のマインドは一応「心」と訳されますが、日本語のそれより、知的な考えや頭のはたらきといったニュアンスが濃い言葉ですね。

ボールは実際には「箱」にある。自分はそれを目撃して知っているから、ボールは箱の中と〈考え〉る。この〈考え〉は正しい。しかし、籠にボールを入れたサリーはそれが箱に移されたのは目撃していないから、正しい〈考え〉とは別に、ボールは籠の中と〈考え〉るにちがいない。

こういう頭のはたらかせ方ができる前提には「〈人間はめいめい考えをもっている〉という考え」が必要だろう、とバロン＝コーエンは考えました。これがあってはじめて、自分の〈考え〉と他人の〈考え〉はかならずしも一致しないことの理解と、それゆえ他人の〈考え〉を他人の側に立って推測することとが可能となる。人間にはふつう「〈人間はめいめい考えをもっている〉という考え」、すなわち「心の理論」が備わっている。これが他の動物とのちがいである。自閉症にまさに欠けているのは、この「心の理論」である。この欠陥が自閉症の本態で、その結果、社会性が大きく障害される。

これがバロン＝コーエンの「心の理論障害説」の骨子ですね。あとは同じです。脳のどこかに「心の理論」をなりたたせる領域ないし神経回路があって、その部分のおそらくは生得的な生物学的障害が自閉症にちがいない、ということになります。

現在の自閉症研究では、知的な能力には大きな遅れのない「高機能自閉症」や知的には平均水準に達している「アスペルガー症候群」が関心の中心におかれています。これらの子どもたちは、人との社会的なかかわりにおいて、その知的能力の高さにもかかわらず「こんなことがわからないのか！」という極端な非常識さや判断の悪さをみせて、まわりを驚かせます。とても非合理な現象に映るのでしょうね。この現象に対して、なるほどと頷かせる説明をあたえた説でした。

この学説はラターのゆきづまりを打開し、社会性の障害の謎を解いたものとして注目を浴び、目下、自閉症研究の先端をリードするものとなっています。いま書店のコーナーにいけば、この「心の理論障害説」を述べた本が並んでいるでしょう。この説に立って、「心の盲mind blindness」といった表現さえ自閉症に対して使われています。はたして私どものほうは、この子どもたちの心的世界へちゃんと目が開いているのでしょうか。

しかしながら、これで自閉症がすっかり説明されるかといえば、そうではありません。この説に対しても疑問が出されています。①まぎれもなく自閉症と診断される子でも、その二割はテストに正答する。とすれば、これは自閉症を自閉症たらしめる必然的なものと言えるだろうか。②自閉症の子も年齢が上がるにつれて正答できる子が増えてゆく。とすれば、これは生得的な能力欠陥といえるだろうか。③正常発達の子でも三、四歳未満では自閉症の子と同じように正答できない。つまり「心の理論」をもっていない。でも、その三、四歳未満の子たちは自閉的ではないし年齢相応の社会性を発揮している。とすれば、この能力がないことがただちに社会性の障害を招くといえるだろうか。

バロン＝コーエンとその研究グループは、いまのところ、この疑問にじゅうぶんな答えは出していないように思われます。さらに細密なテストを案出して、なるほど「サリー・アン課題」レベルの問いなら正答できる自閉症の子もいるけれど、もっと複雑で高水準の課題になると答えられなくなる。だから、やっぱり、「心の理論」の障害がもとにあるのだと主張するにとどまっています。

私の目には、バロン＝コーエンもお師匠さんのラターの盲点をひきついでいるかに見えます。方法の実証性は解釈の妥当性を保証しません。いくら方法を細密化しても、ことは同じですね。ここには「心の理論障害説」だけではなく、ラター以降、現代の自閉症研究がぶつかり続けてきた壁があると思います。以下にわたしなりの考えを述べてみましょう。あくまでも私見です。

†現代の自閉症理解の壁

ラターからホブソン、バロン＝コーエンまで、理論の筋立ては同一です。いずれも自閉症に特徴的な能力の落ち込みを検査から「実証」し、それを自閉症固有の能力欠陥と「解釈」します。なにをその能力として取りだしたかのちがいだけですね。そして、病因にじかに結びつけ、それに対応する障害部分が脳にあると解釈します。

正統精神医学の理念——人間の精神機能は合理的なはずで、それがしかるべく発揮されないとすれば脳になにか異常が潜んでいるはずだという理念が不動なのでしょうね。「正常」と「障害（異常）」とは画然とわかたれ、自閉症が障害である以上、どこかに非連続的な異質性（異常性）があるという前提が先にあります。分類上は自閉症を「発達障害」に位置づけておきながら、「精神発達」という連続性をもったプロセスのなかで自閉症をとらえようとする発達論の視点は抜けています。

子どもが「人にはそれぞれ〈考え〉がある」と知り、その〈考え〉を状況や前後のコンテキストから推測できるようになるためには、なにが必要でしょうか。脳に障害さえなければ、おのずとできることなのでしょうか。バロン＝コーエンは、その前提に立っていますね。けれども、精神発達の構造を考えるかぎり、そんなことはありえません。人間のこころの世界は、個体の外にひろがる共同的な関係世界を本質としており、その共同性を獲得してゆく歩みが精神発達です。個体の脳の内側だけでは他の人と社会的に共有できる認識や行動の獲得は不可能でしょう。すでにこころの世界の共有をなしとげている大人たちとの不断の交流があってはじめて、生まれ落ちた子どもは共有可能な、すなわち共同的な認識のあり方や行動様式をみずからも獲得してゆけるのです。

他人の〈考え〉を相手の側に立って的確に判断（追体験）するといった社会的な対人行動は、きわめて共同的な認識行動で、このわざがしっかり身につくには人とのかかわりの深い積み重ね、対人経験がなにより必要なはずです。だからこそ、どんな子どもでも三、四歳未満ではまだ「サリー・アン課題」に正答できないのでしょう。自閉症の子の早期よりの対人交流の乏しさは誰の目にも明らかです（それが自閉症の〝定義〟のようなものです）。人とのかかわり、対人経験が薄いまま育ってきた自閉症児にこのわざが困難なのは、むしろ当然のなりゆきでしょう。とはいえ、対人交流が皆無なわけではありませんから、比較的軽い自閉症のうちには「サリー・アン課題」をクリアできる程度の積み重ねをもっている子も二割程度はおり、さらに年齢が上がり、それだけ対人経験が積まれるにつれ、その割合はもっと上がってゆくわけです。こう考えれば、さきの①〜③の疑問は説明がつきます。

バロン＝コーエンの論理は逆さまなのですね。いわゆる「心の理論」なるものが生得的に障害されている結果、社会性の障害が起きるのではなく、発達のごく早期から社会的な対人交流が乏しいままにきたから、その結果、「心の理論」の獲得が大きく遅れると理解したほうが合理的ではないでしょうか。

ホブソンの「感情認知障害説」も同じでしょうね。表情から喜怒哀楽など感情を読みとる能力は、やはり生得的なものではなく、乳児期に養育者の顔をたえず観察するところからはじまって、まわりの人々との交流の積み重ねのなかで習得されるものではないでしょうか。対人交流の希薄な自閉症の子が、その読みとりに習熟していなくてもふしぎはありません。おまけに人間の感情表現は「顔で笑ってこころで泣いて」といった一筋縄でゆかないパターンをはらんでいますから、他人の感情をいつも的確に判断できるには相当の対人経験の蓄積が必要なのです。たしかに自閉症の子にはむずかしいわざでしょう。

ですから、ホブソンの論理も逆さまです。感情を読みとる能力が欠如しているため対人交流の障害、社会性の障害が生じるのではなく、対人交流の遅れのほうが感情認知の習得を大きく遅らせるのです。ホブソンとバロン＝コーエンとは、いずれも対人交流に乏しい孤立的な精神生活（自閉的孤立）の結果として二次的にあらわれる現象を一次的なものとみなして、どちらが本質かと争っていただけではないでしょうか。それらの現象を簡明な手法で実証的に示したこと自体は、それぞれの大きな手柄でしたけれども。

ちなみに、知能検査のデータから抽象能力・概念形成の障害こそ本態だとしたラターの説が、そもそも逆さまだったのですね。自閉症に落ち込みがみられる下位検査、「一般的理解」や「絵画配列」を実際に自分で受けてみれば、これは対人的・社会的な関心や経験がじゅうぶんなければ正答できない課題だとすぐわかるでしょう。いっぽう、「計算」「積木模様」などは社会的な経験に乏しくても持ち前の能力・関心さえあれば正答しうる問題です。このギャップは、ラターの考えたような原因的障害のあらわれではなく、やはり、社会性の遅れ、孤立的な精神生活のために二次的に生じたものと考えるべきだったのです。

抽象能力・概念形成とは一体なんでしょうか。まわりのものごとを感覚器官が生理学的にとらえたまま感受するのではなく、そこからある側面だけをとりだして人為的にとらえるのが「抽象」と呼ばれるこころのはたらきですね。林檎ひとつをとってもこの世にふたつとして同じ林檎はありません。その物質的なあり方を純知覚的にとらえるかぎり、それぞれ色も形も異なる別物です。しかし、そのような差異は切り捨て、なんらかの共通性をとりだしてひとつのものとして括りだすのが「抽象」で、そのようにしてとらえた内容が「概念」なのです。どんな共通性を見つけて括りだすか、つまりどう抽象するかは原理的には個々人の任意ですが、私たちの「抽象」の仕方は社会的文化的なルール（規範）によって方向づけられます。それによって私たちはまわりの世界を共有でき、自分たちを高度に共同的（社会的）な存在としているわけですね。この規範にあたるのが「言語」にほかなりません。

言語発達のプロセスをたどればおわかりになると思いますが、ものごとをどう抽象しどんな概念で括ってとらえるかは、そのルール（つまり言語）をすでに獲得・共有している人たちとのかかわりを通して習得されるものです。そのかかわりに大きく遅れる自閉症において抽象能力・概念形成の遅れが生じるのは当然でしょう。これも二次的な遅れで、自閉症にとって原因的なものではありません。ちなみに、世界を共同的に認識することと言語発達との表裏一体の関係を私に教えてくれたのは、三浦つとむという在野の学者でした。『認識と言語の理論』(勁草書房、一九六七)とか、もうあまり読まれていないでしょうか。

以上のごとく、なんらかの精神機能にハンディキャップを見いだしたとき、その精神機能がどんなプロセスで獲得されるかの発達論的な吟味を怠るところに、ラターからバロン＝コーエンに至るまで、現代の主導的な自閉症研究の弱点があります。そのため実証から解釈への思弁が逆立ちになるのですね。

自閉症を「発達障害」として精神発達の構造においてとらえんとすれば、おのずと発達を媒介する対人交流、関係性の問題を追究しなければなりません。ところが六〇年代の環境論的研究の全否定以来、それらに目をむけることはすなわち「(対人交流や関係性の一端をになう)養育者に原因を求めること」で「悪しき環境因(心因)論」だとされ、自閉症研究は久しく発達論を斥けてこなかったでしょうか。発達に目をむけても、発達年表によって発達段階を区分して自閉症の重さの尺度とするところ止まりでした。発達論の排除。これが結局、自閉症理解の壁となってこなかったかと、あえて省みたいのです。

†自閉症の本質とはなにか

研究史を回顧してきましたのは、過去の諸説を捨て去らず、それぞれの知見や問題意識やゆきづまりを重ね合わせてゆくとパズルが解けてくる気がするからです。一枚一枚のガラス絵は不完全でも、それらを重ねて透かしてみるとおぼろげに全体像が浮かんでくるように。

知的発達にも大きな遅れをもつ重い自閉症から、その遅れは少ない高機能自閉症、知的な意味では遅れのないアスペルガー症候群まで、広義の自閉症群(「広汎性発達障害」と総称されます)のすべてを貫くものはなんでしょうか。程度の差はあれ、カナーが最初に記述した「自閉的孤立(孤立的な精神生活)」、すなわち関係の発達に遅れがみられることですね。これなくして、ほかの特徴から「自閉症(広汎性発達障害)」と診断されることはけっしてありません。これが自閉症のもっとも普遍的・本質的な特徴です。それを最初からズバリととらえたカナーの臨床眼はさすがでした。

ラターは「自閉的孤立」の本質性をなんとか否定せんとして、期せずしてその本質性を裏から立証する結果となったと言えないでしょうか。因果関係のとらえは逆でしたが、関係の大きな遅れが抽象能力や概念形成、つまり「意味」を通して世界をとらえる認識の発達の遅れをもたらすことを明らかにしました。

ホブソンやバロン＝コーエンは、これも因果関係のとらえこそ逆さまですが、発達のごく早期からの関係の遅れが、私たちがあたり前のように備えている対人能力・社会能力の基礎的な獲得にいかに深いハンディをもたらすかを実証しました。

関係の大きな遅れが、「広汎性発達障害」という総称が与えられるような、認識の領域から社会性の領域にいたる広汎な発達の遅れをもたらすのは、人間の精神機能が個体の外にひろがる社会的文化的な共同性を本質としているためですね。精神機能の獲得（発達）には――くりかえし強調してきましたが――その精神機能をすでに獲得している人たちとのじゅうぶんな関係が不可欠なのです。

六〇年代の環境論的研究は、未整理ながら、こうしたこころの構造のもつ共同性・関係性へ目を向けて自閉症を解明する糸口にいたる芽をはらんでいました。残念ながら関係性という双方向的なものを養育者の側、環境の側からとらえるにとどまり、子どもの側からもとらえて真に「関係性」として検討を深めるより前に芽をつまれて全面廃棄されてしまったわけですけれども。

こうしてガラス絵を重ねてみますと自閉症の問題は、「関係の発達に大きく遅れる子どもたちが生じるのはなぜか？」の問いに絞り込まれるのが見えてこないでしょうか。

†なぜ関係のおくれが生じるのか

はじめに精神発達とは、①まわりの世界をより深くより広く知ってゆくこと(認識の発達)、②まわりの世界とより深くより広くかかわってゆくこと(関係の発達)、の二軸からなるとお話ししましたね。そこに立ち返ってみましょう。

発達障害とは精神発達のおくれですので、やはりこの二つの発達軸に沿って生じ、①の軸に沿っておくれが前面にでたものが「精神遅滞」だと申しました。このおくれがいかなるものかは、すでにお話ししましたね。これに対し、②の軸に沿っておくれが前面に出たものが、ここに述べてきた「自閉症(広汎性発達障害)」にほかならないでしょう。関係の発達のおくれこそ、自閉症に普遍的な特徴なのですから。

精神遅滞が認識の発達の相対的なおくれにすぎず、いわゆる正常発達と絶対差をもつ異質な精神現象ではないことを、村瀬学さんの考えやペンローズの研究を参照しながらお話しいたしました。「認識(理解)の発達のおくれ」がそうなら、「関係(社会性)の発達のおくれ」もそうではないでしょうか。自閉症も、精神遅滞と同様、正常発達とは異質な精神現象が生じたものではなく、あくまで連続性をもった相対差の現われにすぎないと考えられないでしょうか。もうすこし、考えてゆくことにします。

なぜ、関係の発達が遅れるという現象が起きるのか。人間の精神機能は社会的文化的な共同性を本質としており、その共同性は生まれてのち、あとから獲得されなければならないものだからですね。子宮内では未知であった共同世界を認識してゆくには時間がかかるように、つながりのなかった共同世界と関係を培ってゆくにも時間がかかります。この「時間」が村瀬さんのいう「おくれの本質」でしょう。

認識の歩みと同じく、関係を培う歩みにも個人差（個体差）があります。人とのかかわりにとても長けた人から人との交わりがいかにも不得手な人まで、社会性のとても豊かな人から社会性にははなはだ乏しい人まで大きな個人差がみられるのは、みなさんご存じのとおりでしょう。

こうした個人差がなにで決定されるかは、人間同士の社会的なかかわりの複雑さからみても、少数の特定因子で決定づけられるものではなく、生物学的（遺伝子的）にも環境的にも非常に多数の因子の重なり合いによって決まってくると考えられます。したがって、関係性（社会性）の獲得の度合いには、高い者から低い者まで幅ひろい連続的なひろがりをもち、大多数は平均的な水準の周辺に集まり、そこから離れるほど数が大きく減る正規分布をなすはずです。知能発達の分布（図3、九六ページ）と同じ理屈ですね。

この連続的な分布において、大多数が集まる平均水準から低い側に大きくずれているものを私たちは「自閉症（広汎性発達障害）」と名づけたのだと考えることができます。ずれてはいても、あくまでなめらかな連続線上の相対差です。ここまでが「正常発達」、ここからが「自閉症」と分ける絶対的な境目はありません。

こうとらえるなら、自閉症の「成因」も精神遅滞のそれとまったく同様に考えればよいとわかります。かくべつ病理性がなくても、自然の個体差（正常偏倚）として関係の発達が平均水準を大きく下まわるものが一定の頻度で生じてもふしぎはないでしょう。自閉症の「生理群」とでもいいますか。どんな既往症や異常所見も見つからないのに明らかに自閉症というケースがこれにあたりましょう。

これに加えて、なんであれ脳に生物学的なハンディキャップがあれば、それらは発達の足を引っ張る負荷要因になりますから、関係の発達におくれをもたらしやすくします。自閉症に少なからず多種多様の既往症や脳の生物学的な病理所見が見いだされるのは、このためでしょう。いわば「病理群」ですね。その既往症や病理所見の多種多様さは、それらが自閉症を特異的に引き起こす「病因」ではなく、発達を遅らせる非特異的な負荷要因であることを示唆するでしょう。さらに同じ既往症や病理所見をもちながら自閉症でない子がたくさんいる事実も、これらが非特異的な負荷要因にすぎぬことを示しています。このように考えれば、脳局在論的な生物学的研究の入り込んだ迷宮を抜け出せないでしょうか。

精神遅滞について、脳のどこかに知能のはたらきのかなめとなる特異的な領域ないし神経回路があって精神遅滞とはそこの故障にちがいない、脳のどこかに潜むその精神遅滞の「ツボ」さえ突きとめれば精神遅滞の問題は解決する、と考える研究者はまずいないでしょう。ところがなぜか自閉症に関しては、もっぱらそう考えられています。ラターからバロン＝コーエンまでみなそうでしたね。自閉症を引き起こす小さな（大きければとうに見つかっているはず）「ツボ」の所在を探し求めて、脳の奥へ奥へと研究者の視野は顕微鏡的に狭まってゆきがちです。

しかし私はここで、視野を大きくひろげて精神発達というパースペクティブのなかで発達障害はどんな位置を占めるのか、さらに精神遅滞や自閉症はどんな位置にあるのかといった全体的な布置を展望してみたいと思います。

†精神発達の全体的布置

①認識の発達と②関係の発達との二軸は、独立に切り離されて別々に進むものではありません。認識の発達とは、子どもがまわりの世界を自分独自のとらえ方で知ってゆくことではなく、まわりの人々と共有できるとらえ方で知ってゆくことです。そのためには認識の発達は、すでにそのような認識を獲得している者との関係の発達を支えとしなければな

りません。他方、関係の発達とは、たんに物質的環界との関係ではなく、なによりも対人的・社会的な関係を深めてゆくことです。私たちの対人的・社会的なあり方はたいへん複雑高度ですから、そこにおける関係をじゅうぶんに発達させるには、そのあり方を理解する力、認識の発達の支えが必要です。

　このため、精神発達は、関係の発達が認識の発達を支え、認識の発達が関係の発達を支えるという、相互に支えあい促しあう構造をもっています。

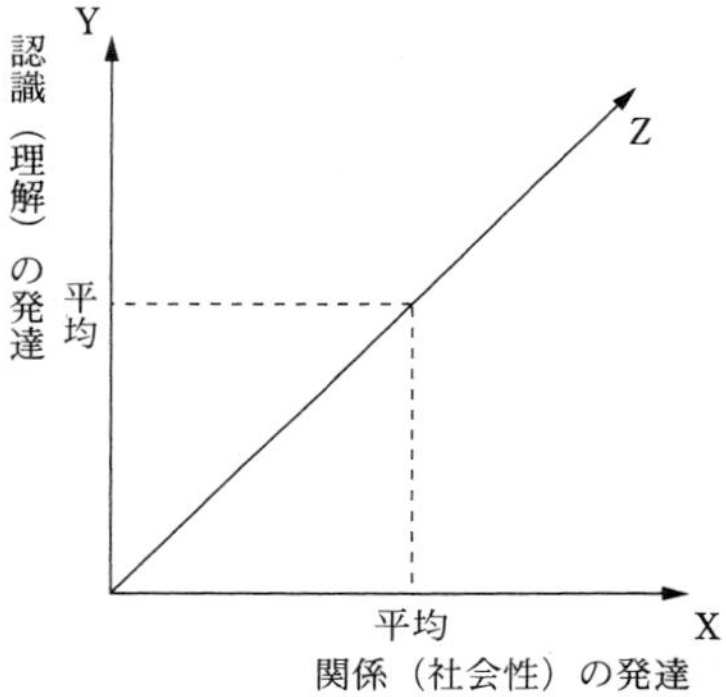

図5　精神発達のベクトル

つまり、精神発達は両者のベクトルとなるわけですね。それを座標図で図示すれば、図5のようになるでしょう。

　関係の発達をX軸、認識の発達をY軸とすれば、精神発達は基本的にZの方向に進むことになります。それぞれの発達水準の平均ラインを破線で示します。この図のなかで子どもたちはZに向かって伸びてゆき、大多数は平均ラインの交点を中心に高い密度で集中することになります。しかし、理解の発達にも関係の発達にも幅ひろい個人差（個体差）がありますから、中心部を離れた辺縁へもかならず分散がみられます。この分散は、おそらく正規分布をなしますから、辺縁にゆくほどぐっとまばらになります。それを示したのが、星雲状の図6ですね。

純理論的には、この分布は平均ラインの交点を中心に対称をなすはずで、ほぼそうなっています。しかし、実際には左下方辺縁への分布のほうが右上方辺縁よりも密度がやや高くなっているでしょう。なんらかの病理が負荷要因として働いて発達の足がひっぱられたものが加わるからです。ペンローズのいう「病理群」ですね。ペンローズは認識の発達についてそれを言っているのですが、関係の発達についても同じことでしょう。

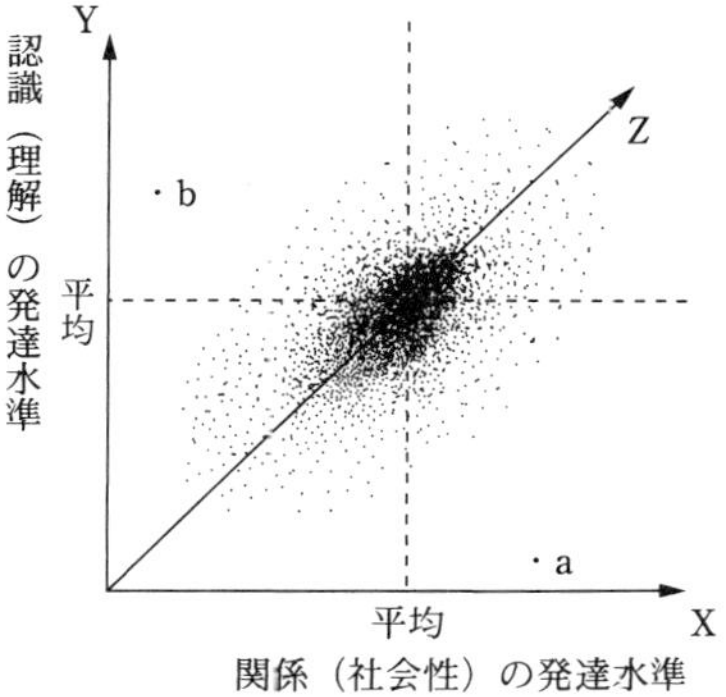

図6　精神発達の全体分布

精神発達という視点からとらえるなら、すべての子どもたちはこのZに向かう線を軸に伸びた長円型の星雲のどこかに位置していることになるでしょう。すべてが連続的にひろがっていますね。

マジョリティをなす平均的（標準的）な発達という意味で私たちが「正常発達」と呼んでいるの

は、この図6で中心周辺に高い密度で集まっているところのことですね。平均(標準)やマジョリティから大きく外れた状態をもって「異常」「障害(ディスオーダー)」と定義するなら、右上方辺縁へ伸びた部分も「異常」「障害(ディスオーダー)」と呼ぶべき理屈になりましょう。けれども、こちらへの偏りは社会生活上一般には不利や困難をもたらしませんから、中心周辺から右上方辺縁にまでおよぶひろい範囲がすべて「正常発達」とされています。このように精神医学の「正常/異常」の区別は、しばしば社会的な判断なのです。

この図6のなかで関係の発達は平均ラインないし平均ライン近くまで伸びているけれど、認識の発達が平均ラインに大きく届かないところに分布するものを、私たちは「精神遅滞」と呼んでいます。それに対し、関係の発達が平均ラインに届かないところのものを、広い意味での自閉症群、「広汎性発達障害」と総称しています。さらにその分布のなかで、認識の発達のほうも平均ラインに大きく届かないものが「重い自閉症」とか「低機能自閉症(自閉症の遅滞群)」、平均ラインにあと少し届かないものが「軽い自閉症」とか「高機能自閉症(自閉症の発達群)」、平均ラインないしそれ以上に達したものが「アスペルガー症候群」と呼ばれているのです。それぞれの分布を図7に示します。いわゆる正常発達や精神遅滞や自閉症の互いの関連性と位置関係の布置が一望できますでしょう。

現在の自閉症研究では「自閉症スペクトラム」と言って、重い自閉症からアスペルガー症候群まで広汎性発達障害を一つながりの連続スペクトルとみる見方が提唱されています。そこはそのとおりですが、しかし、自閉症群（広汎性発達障害）だけを切り離して、その内側でしか連続性をみていない点に誤りがあります。症状レベルでしか連続性がとらえられず、それが発達の連続性であることが視えていないのですね。ほんとうは図6、図7のように精神発達全体がZに向かう線に沿ってスペクトルをなし、自閉症も精神遅滞も正常発達も、すべてが一つながりの「発達スペクトラム」のうえにあるのですから。

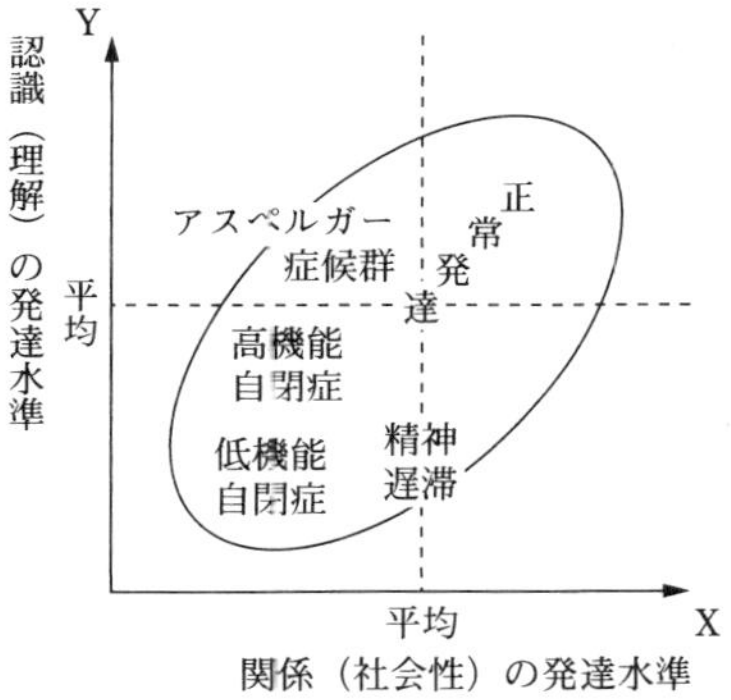

図7　正常発達と発達障害の連続性

全体が地続きで絶対的な境目はない事実、「診断」とは診断基準という人工の境界線によって便宜的に区切ったもので、実際には自閉症群に入るか正常発達に入るか、自閉症とみるべきか精神遅滞とみるべきか、どっちともとれる、どっちともつかないケースがかならずある事実を実地臨床家なら経験的に知っています。認識の発達と関係の発達とからなる精神発達のしくみが、発達の幅のひろい、しかし連続性をもったスペクトルをおのずと生みだし、その全体のうち、ある範囲を私たちはたまたま自閉症と呼ぶことにしただけです。

†自閉症のこころの世界

関係の発達のおくれも、認識の発達のおくれと同じく、自然の個体差による正常偏倚やさまざまな病理的な負荷要因から生じた発達の歩みの相対差に過ぎません。関係を能動的に形成してゆく力が平均よりも相対的に低い子どもが、相対的に高い子どもと同様、ある割合でかならず生じるのです。それだけのことなのですが、それが深刻な障害性を帯びて現われざるをえないのは、関係の発達のおくれは次の特徴をもつからでしょう。

人とかかわる力は人とのかかわりを積まねば伸びません。つまり関係の発達（形成）自体、関係に媒介されねばならないため、関係を形成する能力があらかじめ低い場合、関係のおくれがまた関係のおくれを呼び、平均的な発達における関係形成に比して極端なほど大きく差が開いてしまうのです。さらに人間のこころは共同性を本質とするため、関係のおくれは、たんに対人関係のおくれだけにとどまらず、関係を通してはじめて獲得されるさまざまな精神機能にも大きなおくれを生じさせます。そのいっぽう、私たちの社会はきわめて高度な関係的・共同的な社会様式や生活様式を自明のものとしていますから、その世界を生きぬいてゆくうえでは、このおくれはとても重いハンディとなるのです。

自閉症に他人のマインドを推しはかる能力のおくれを指摘するなら、ひるがえってそういう私どもがかれらの体験世界をどれだけ推しはかれているか、そこが問い返されるでしょう。他人の考えや感情を推しはかる力が育つためには、自身の心的な状態が他人から適切に推しはかられる（それにフィットしたかかわりを与えられる）という体験がだいじな土台となるはずだからです。はじめてであった頃のふしぎの感を思い起こしながら、この子どもたちのマインドの世界、体験世界に考えを巡らせてみましょう。

（1）依存性の乏しさ：自閉症の子は、そうでない子どもにくらべ、はるかに交流性に乏しい孤立した精神生活のなかにいます。しかし、人への関心や関係を求める力がまったく欠けているわけではなく相対的な力の不足ですから、成長につれてゆっくりながら人とのかかわりは伸びてきます。とりわけ、認識の発達は低くない高機能自閉症やアスペルガー症候群と呼ばれる子どもたちでは、年齢が進むにつれ、遅れたぶんを取り返そうとするかのように人に近づき、関係を求めるこころの動きがはっきり見えてくるでしょう。
ただ、あまりに経験不足というか、その近づきかたが年齢に比してははなはだしく幼く、自分流に過ぎて、親密な関係を形成するにはかえって失敗しやすく、こういうところにこの子どもたちの孤立の深さ、寂しさがうかがえます。

統合失調症のところで、人間は生まれ落ちてまず養育者に依存するところから関係的・共同的世界に歩み入ると申しました。こころの共同性が培われる根底には「依存」があります。関係の形成を支えるもののうち、自閉症において大きく遅れているのは、「愛着」ではなくて「依存」なのですね。養育者との愛着的なきずなは育ってゆきます。しかし、それに比して、もっとも依存的であるべき乳幼児期においてもなかなか人に頼りません。愛着している養育者にさえも。なにごとも自力で対処しています。精神遅滞のところで、おくれをもつ人たちのこころは、むしろ「自立」していると言いましたね。自閉症の子どもたちは依存するというこころのはたらきに遅れているという意味で、さらに自立的なのです。

たとえば戸棚のお菓子が欲しい場合、まず自分でなんとか開けようとします。もう少し発達すると、お母さんを引っぱっていってその手を取って戸棚の引き手にさしつけます(いわゆる「クレーン現象」)。しかし、これはお母さんという人に頼むというよりも、お母さんの手を使って自分でお菓子をとろうとする行動です。やはり、自立的(非依存的)なのですね。

でも、早くから精神的に「自立」できてよいね、とはゆきません。乳幼児が自立的(非依存的）にこなせたり身につけたりできることはわずかですので、非常にかぎられた理解や行動様式しか身につかずに成長する結果となるからです。しかも、人に依存せず独自に身につけた理解や行動様式は、まわりの人たちと共有されるべき共同性をそなえにくいものとなります。早すぎる自立は孤立を生みだすのです。

関係性・共同性をはらんだこころの世界を育む核となるべき「依存」のおくれが、この子どもたちに孤立性の高いこころの世界を強いるのでしょう。そして、そのままにおかれれば、この孤立的な体験世界が常態化し、その世界にそれなりになんとか適応してゆくことになります。私たちが不用意に接近しようとするとフワーッと回避し、ときにはパニックを引き起こすのは、精いっぱい適応しているその世界を脅かされるためでしょうね。

（2）不安緊張の高さ：自閉症の子は、まわりに対してわれ関せず、マイペースで自由きままに振舞っているかにみえやすいけれども、実は高い不安緊張のうちにあります。

理由のひとつは精神遅滞のばあいと同じですね。じゅうぶんな理解や対処ができない世界を生きねばならない不安と緊張です。正常発達にあっても小さな子どもほど不安緊張が高いでしょう。幼児はちょっとしたことで泣きだします。小さな子にとってまわりは理解できないこと、対処しきれないことだらけだからです。ここでも全体の連続性がみてとれるでしょう。ちがいは、発達のはやい子どもはそこを足早に通り抜けてゆくけれど、おくれをもつ子どもはながくそこにとどまる点です。

自閉症のばあい、もうひとつ大きな理由があります。一般には子どもはまわりの大人に依存することで過度な不安緊張から守られています。見知らぬ道でもお母さんが手をつないでくれれば安心とか。どうしてよいかわからなくてもお父さんが教えてくれるから大丈夫とか。また、こうした依存に支えられて理解をひろげ対処法のレパートリーを増やし、それによって足早に発達してゆくわけですね。

ところが先に申し上げたように自閉症の子は依存に大きく遅れます。孤立的な精神生活のなかでなんでも自力で対処して、支えや守りがなく不安緊張にひとりでさらされるままにいます。しかも理解のしかたや対処のしかたを依存をとおして身につけられないため、発達はいっそう遅れやすくなります。高い不安と緊張のなかにこころが長くおかれ続ける結果となるのです。

(3) 感覚・知覚の過敏さ：自閉症の子はとても過敏な感覚や知覚の世界を生きています。これは当然です。人間は不安緊張のなかでは過敏になります。怯えているときはかすかな物音も聞きつけて飛び上がるとか。高い不安緊張が過敏性を亢進させ、その過敏さがまた不安緊張を高めるという相乗的な循環が生じているでしょう。そういう世界をこの子たちは生きています。

もうひとつの理由は、精神遅滞で述べたものと同じです。私たちはまわりからたえずやってくる感覚刺戟を、つまり外界を、そのつど個体の感覚器官が生理学的に受容したままにキャッチするのではなくて、それを「意味（概念）」としてとらえ直して（抽象して）秩序づけ、それによって他人と共有できるかたちでとらえています。認識の発達とは、そのとらえを磨いてゆくプロセスといえるでしょう。認識のおくれとは、そこのおくれですから、そのぶんナマの直接的な感覚・知覚の世界を残しています。精神遅滞と呼ばれる子どもたちの豊かな感覚性の背景にはこれがあると申しました。自閉症でも基本的には同じでしょう。

ただし、自閉症にとって、そのナマの感覚・知覚の世界は豊かである以上に、脅威と混乱にあふれた世界として体験されることになります。これが過敏さをもたらします。ドナ・ウィリアムズとか、自閉症の人が幼児体験をふりかえった著述がいくつか刊行されていますね。それを読むと、むきだしの感覚・知覚の世界にさらされ、ときに魅せられ、しかしおおむねは脅かされ、外界からの刺戟の渦にひとり翻弄されていた様子がわかります。（2）に述べたように基底にとても高い不安緊張があるうえ、依存によって守られていないからでしょう。

統合失調症の臨界期から急性期にかけての体験世界と自閉症のこの体験世界には類比性があります。前者はいったん獲得した「意味」をとおして秩序づけられていた世界の解体、後者は「意味」をとおして世界がまだ秩序づけられない状態という大きなちがいはありますが、目の前に生起する体験のありかたは重なりあいますね。たいせつなのは両者が「分類学的」に同じカテゴリーの障害かどうかではなく、両者がなぜ現象として似ているかを掘り下げてこころのしくみをとらえる手がかりとすることでしょう。

(4) 情動の混乱しやすさ：幼い子どもはすぐに泣きだすなど情動を混乱させやすいでしょう。理解や対処がむずかしい世界を生きているからですね。発達のおくれは、それだけ長くその世界にとどまるわけですから、精神遅滞の子も自閉症の子も情動的に混乱しやすくてもふしぎはありません。自閉症はとりわけ不安緊張が高く、過敏でしかも感覚・知覚的な体験世界そのものが混乱していますから、ことはいっそうでしょう。

幼児は混乱してパニックになれば大人にすがります。泣きついて抱っこしてもらい、「よしよし」となだめられて情動の混乱を鎮めてゆきます。そのとき大人は落着いて抱きしめ、安定した情動を子どもに向けつつ穏やかにあやすでしょう。そのかかわりをとおして、子どもは情動を自分でコントロールするすべを少しずつ身につけてゆくわけです。

ところが自閉症の子はすがることを知らず、ひとりで処します。しかし、情動の混乱はひとりで対処しきれぬ刺戟や不安や負荷によってこそ生じるものですから、処理できず混乱はむしろ募ります。情動の混乱が、激しいパニックや自傷にまでいたるのは、こんな事情によっています。

（5）強いこだわり…カナーが「同一性保持への強迫的欲求」と呼び、大きな特徴に数えたほど自閉症の子にはしばしば極端なこだわりや反復がみられます。なじんでいるパターンにしがみつき、変化を極度におそれます。ひとつの行為を際限なく繰り返したり、なぜこんなことにこだわるのかわけのわからないことに固執し続けたりします。これも最初であった頃、いかにもふしぎに思えたものでした。このこだわりの強さは、まわりをとまどわすだけでなく、日々の体験世界をいっそう狭めるため、生活上の困難を深めます。こだわりの理由は三つほど挙げられましょう。
一つ目は、精神遅滞のところですでにお話ししたものです。理解や対処の届かない世界を生きねばならなければ、その世界において自分なりに理解や対処できるパターンにこだわるのは当然ですね。一般の幼児もそうです。私たちだって不用心な土地では知っている道しか歩かないでしょう。いつもの道が工事で通れないとパニックを起こす自閉症の例など、おそらくこれでしょうね。

二つ目は、世界を「意味」によってとらえることに大きく遅れ、ナマの直接的な知覚・感覚のままで世界をとらえているためでしょう。部屋のカーペットが巻かれたらパニックになり、元に戻すまで大騒動だった例をカナーが挙げています。私たちは「自分の部屋」といった意味をとおしてその場所をとらえていますから、カーペットや家具が変わっても、そこが「自分の部屋」であることはゆらぎません。しかし、ナマの知覚にのみ頼って部屋をとらえている者には、カーペットや家具の配置が変われば、そこは光景が一変した見知らぬ場所と化してしまうのでしょう。恐慌にみまわれてもふしぎはありません。これをはたからみれば、カーペットや家具の配置へのこだわりと映るでしょう。外界を意味によって内的に秩序づけるのに遅れているため、外界のほうを同一に保つ努力によって体験世界をなんとか秩序づけようとしていると言えるかもしれません。

三つ目の理由は、情動の混乱をしずめるための子どもたちなりの努力です。常同行動とかこだわり行動と呼ばれるものがしばしばそれですね。情動が混乱しやすく、しかもそれに独りで処するこの子たちの方策なのです。

私たちも不安や焦燥のうちにあるとき、うろうろ行ったり来たりしたり貧乏ゆすりをしたり、けっこう常同的な行為をなかば無意識にいたしますでしょう。常同的なくりかえしには、いくばくかの沈静作用があります。不安になると「ロッキング」といって身体を前後に揺すり続ける常同行動をみせる自閉症の子がいます。ロッキングとはゆりかごで揺らすことですね。赤ん坊がおびえて泣き出せば、大人は抱きあげてやさしく揺すってやるでしょう。ふつうなら大人にケアしてもらうことを自閉症の子は自前でしているようなもので、この子たちのこころの孤立性が痛々しいほど感じられないでしょうか。

自閉症の子は情動の混乱にみまわれたとき、なにか自分になじんでいる（それだけ安心につながる）行為によってしずめようとします。前にうまくいった行為をやってみることもあります。問題にぶつかれば以前に成功したやりかたをまず試すのはだれでもすることでしょう。そうした手立てによって混乱がおさまれば、その行動は終わります。けれども残念ながら、うまくゆかぬことのほうが多いでしょう。うまくゆかねば別の手立てを探るのが私たちですが、この子たちがもつ自前の手立てのレパートリーはわずかです。ほかに知らないので、その行動をさらに激しくおこなう、いつまでも反復し続けることになります。これが常同行動（こだわり行動）とされるものですね。こだわり行動が常態化したり、極端にエスカレートしたりしやすいのは、こんなわけだろうと思います。

これら（1）〜（5）はたがいに循環的に絡み合って、自閉症の子どもに独特のこころの世界をかたちづくる結果となります。このため、一見きわめて特異な行動のありかたをこの子どもたちはみせもします。しかし、以上のように筋道をたどれば、合理的な理由と必然性とがあるもので、特殊で異常なこころの世界ではないことがおわかりいただけるでしょう。関係の大きなおくれは、私たちのこころの本質上、このようなこころのありかたをもたらすのです。

†アスペルガー症候群とはどんな子どもたちか

ここまでは比較的重い関係のおくれを念頭において述べてまいりした。比較的軽い関係のおくれの世界は、「アスペルガー症候群」にみてとりやすいでしょう。それに触れて、自閉症の話をしめくくることにいたします。

認識（理解）の発達は標準ラインに届いていながら、関係（社会性）の発達が標準ラインに届かないグループをアスペルガー症候群と名づけています。図7（一六五ページ）にみるとおり、知的なおくれがないだけでなく、関係のおくれも軽いものです。もともと関係の発達と認識の発達とは支えあった構造だからですね。だから、逆に一方のおくれが重ければ他方のおくれも重くなりやすく、それが自閉症の遅滞群です。これを自閉症と精神遅滞のたまたまの合併と考えてはなりません。

今日、アスペルガー症候群が社会的にクローズアップされたのは、知的な高さにもかかわらず、この子どもたちがであう社会生活上の大きな困難にまなざしが注がれるようになったからです。研究史的には、研究者の関心が「社会性の障害」へ回帰したためですね。一九四四年にオーストリアの小児科医アスペルガーが報告して以来、その存在は知られていました。ただ、自閉症研究のメインストリームにおいては久しく忘れられていたのが、ここにいたって「再発見」されたわけです。かつては数は少ないといわれてきましたが、実は案外多いのではないかとみられ、これもクローズアップされている理由でしょう。

この子どもたちの特徴を一口でいえば、持ち前の資質や興味さえあれば独力でも習熟しうるものごとにおいては高い能力を発揮するいっぽう、密接な対人交流や社会体験の積み重ねを通さないと身につかないものごとにおいては極端な未熟さやおくれを抱え、そのギャップの大きさが目立つことです。

言葉の特徴がわかりやすいでしょう。この人たちには一般にいう「言語発達」のおくれはありません。カナーが最初に挙げた意味での「コミュニケーションのための言語の障害」はみられず、むしろ語彙も豊富で、むずかしい言い回しもできたり、難しい本も（内容に関心があれば）読みこなしたりできます。ところが、どこでつまずくかといえば、言葉の「綾」や「言外の意」、「行間」が著しく読めないのですね。

私たちの生活的なコミュニケーションは、言葉の綾や言外の意をはらんでいます。たとえば頼みごとをして相手が「ま、考えとこう」と言ったら、まず断られたとすべきですよね。お茶に誘って「都合わるいの」と言われたら、まあ振られたということでしょう。ところが、この子どもたちは言葉のとおりにとります。「あの件どうなりましたか」とまた頼みにきたり、「今回はご都合どうですか」とまた誘ったりします。もし言語を伝達の正確な道具とすれば、これが正しいのです。なのにこれは非常識とされ、今の社会では後者などストーカー扱いされかねません。しかも困ったことに、実際に考えてあげよう、今はあいにくだけどおつきあいはオーケーよという場合もありますから、わけがわからない(笑)。人間関係の場でのコミュニケーションでは、言語はしばしば非合理で不整合な用いられかたをされています。それでコミュニケーションがなりたつのはふしぎなようでありますが、それを可能にするために私たちは成長の過程で対人交流、社会経験を重ねに重ねて、その微妙な機微の判断力を、いわば「肌」で覚えてゆくわけですね。

関係におくれをもつアスペルガー症候群にこの習得が大きく遅れるのは、ごく自然なことですね。実は、アスペルガーとかぎらず自閉症全般がそうです。いや、精神遅滞でもこれがじゅうぶんこなせる子は少ないでしょう。精神遅滞の子も言葉をきまじめに受けとめて、ジョーク、洒落、比喩は通じにくいですね。ただ、自閉症の多くや精神遅滞の子どもは、言葉の綾への高い判断力を最初から期待されないため、ことさら気づかれないだけなのです。知的には高いアスペルガー症候群に対しては、その判断力を当然あるものとしてまわりが求めるため、なにか独特の障害性のように見えるだけですね。

この子どもたちは言語規範レベルでの言葉を習得できるまでの関係性や認識力には達していながら、言葉の綾や言外の意を学ぶに足る対人交流の経験を蓄積できるレベルにまでは関係の発達が届かないでいる子どもたちです。その不足を知力の高さでおぎない、いわば「頭」でカバーしている子とみればわかりやすいでしょう。比喩的にいえば、こうです。「頭」さえじゅうぶんよければ、独りでも辞書と文法書によって外国語を習得できますね。原書も読めます。けれどそれだけで、かの地にいってネイティブの人たちと日常スムーズに誤解なくコミュニケーションできるかといえば、そうはいかないでしょう。やはり言葉の微妙な綾や行間、言外の意でつまずくにちがいありません。アスペルガー症候群の言葉の問題は、たとえてみればこういう問題なのです。

†アスペルガー症候群が増えたわけ

言葉だけでなく、さまざまな社会的な判断や行動において、アスペルガー症候群といわれる人たちは同様のつまずきにぶつかります。私たちの社会的行動や対人関係は、やはり複雑微妙な綾やいわくいいがたい暗黙のルールに満ち、「頭」で考えた理屈どおりにゆかず、もしそういう言葉を使えば、いささか「非合理」なものだからです。それに加えて発達早期からの対人経験の蓄積不足、対人交流の修練不足からくる対人接近の極端な幼さが、どうしてもつきまとい、さらにつまずきを大きくします。

本人自身、こうしたことに苦しみ悩むことも少なくありません。しかし、「依存」に慣れておらず、その苦しみや悩みをだれかに分かちもってもらい援助や支えを受けることが上手にできず、苦しみもまた独りで背負ってしまいやすいのです。

発達のスペクトルを眺めれば、アスペルガー症候群は軽い関係のおくれだけで、さほど大きなハンディではないはずですね。僅差です。わずかの差が、どうして大きな困難や深い苦しみを生んでしまうかといえば、現代の社会では、私たちの共有する関係性・社会性・共同性がとても複雑高度になったからですね。人間の共同性が個体にもたらす矛盾や負荷に「障害」の根元をみようとした反精神医学の視点も、政治主義や倫理主義に流されなければ、捨てたものではありません。

裏返せば、いまの社会だからこそ「障害」化したとも言えないでしょうか。昔だったら関係の発達に少しぐらい遅れても、一徹で変わり者だが腕はひとかどの職人、人づきあいは悪いが海や畑で黙々と働く漁師や農夫とか、生きる場所がたくさんありました。知力に長けていれば学者とか。社会性に欠けた面があっても、職人とはそうしたもの、学者とはそうしたものと承認されていましたね。第一次産業（農林水産）や第二次産業（製造）が社会の基幹、下部構造だった時代には、対人能力をそんなに要求されずに労働や生活ができる場がたくさんありました。職人は「もの」を対象とする技能、漁師や農夫は「自然」を対象とする技能の世界だからですね。ちなみに学者は「頭」の技能です。こうしたところでは「社会性」は絶対価値ではありませんでした。

ところが現代では第三次産業（消費サービス）、つまり「人」を対象とするわざが社会の基幹となりました。それを中心に社会がまわっていますでしょう。そのため、高い社会性、対人能力がだれに対しても求められるようになったのです。高度消費社会のなかではひとりひとりの欲求や個人意識が強まります。そのぶんだけ、互いの気遣いや関係調整が難しくなり、その点でもデリケートな対人能力が必要になりました。ただ、技能があるだけでは許されず、社会性、対人配慮性がさまざまな場面で求められます。こうした社会では、わずかな関係のおくれも失調や問題性として炙《あぶ》りだされるでしょう。これが現在、「アスペルガー症候群」の社会的増加を生み出しているのではないかと思います。

もうひとつ増加のわけは、全体として自閉症群（広汎性発達障害）が軽症化してきたためではないか、と思われます。従来、知的なおくれの少ない高機能自閉症は自閉症群全体のせいぜい二、三割というのが通説でしたが、もっと多いという報告もでてくるようになっています。これは「診断基準」が軽いほうへゆるんだためかもしれませんが、そればかりでなく、実際にも図6（一六三ページ）でいえば右上方のほうへ関係のおくれがシフトしてきた可能性があります。

いまは子育てがたいへん手厚くなっておりましょう。関係性とは双方向的なものですから、かりに子どもの側にかかわりを形成してゆく力が弱くても、養育者側がこまやかに手厚くはたらきかけておれば、その力不足をおぎなってそれなりに関係性が育まれやすくなりますね。また、おくれがあれば養育者は早く気づくようになります。大人たちが家事や労働に追われ子どもの数も多かった時代には、能動的にかかわりを求める力の弱い子へは知らず知らず大人からのかかわりのほうもいっそう薄くなりますね。関係のおくれがさらにおくれを招きやすく、関係のおくれはより重い方向にひっぱられる傾向が大きかったにちがいありません。現在の子育ての一般状況ではその傾向はなくなり、軽い方向へシフトしやすくなったのではないでしょうか。

第五章　不登校と共同性

†学校制度のはじまり

さて、紙数も残り少なくなり、そろそろ締めくくらないといけません。

しかし、駆け出しの頃にであった三つのふしぎのうち、「不登校」がまだ手つかずですね。私が不登校をどう理解してきたかは、すでにいくつかの本に詳しく述べておりますので、これまでの話にからめながら、できるだけ簡単に述べましょう。

お話ししてきましたように子どもは出生直後から、養育者をはじめとするまわりの大人との深い交流をとおして、さまざまな共同的なるものを「習得」してゆきます。これが精神発達です。私たちのこころはそうして培われた（習得された）共同性を本質とし、それが精神機能のあまりに深い基底となっているため、それらは人間にとって生まれつき与えられているこころのはたらきかと思いなされるほどです。自閉症の研究史のなかで、その錯覚をみてきましたね。

近代社会のなかで、人々はより大きくより抽象性の高い共同体のなかを生きるようになりました。この大きな共同性を支えてゆくためには、あらためてさまざまな認識（規範や知識）が共同体の構成員全体によって共有されることが必要になります。そのあらたな「習得」のために生み出されたのが公教育システム、すなわち近代の「学校」だったと考えることができます。

もちろん、学校制度以前から、子どもたちにさまざまな文化（技能や知識やルール）を伝授して大人（共同体をになう一員）へと育むいとなみは、人類始まって以来、連綿となされてきたことにちがいありません。ただ、その多くは身近な大人たちによるパーソナルな関係をとおしてなされていたものだったでしょう。「養育」もそういうものです。

近代国家が学校制度を立ち上げたとき、最初にぶつかったネックはそこだったと思います。「魚を獲るのに学問はいらない、ワシが一丁前の漁師にしこむ」といったエロス的関係にもとづく文化伝達から、「学校」という社会的関係にもとづく文化伝達へといかにして人々を吸引してゆくかが大きな課題となったのです。どの国でも学校制度をつくったとたん、子どもたちがいっせいに登校をはじめたわけではありません。公的な強制力を行使したり、学校の価値や必要性を啓蒙したり、さまざまな苦労を要したのです。

たとえばイタリアの児童文学といえば『ピノキオの冒険』（コロディ、一八八三）、『クオレ』（アミーチス、一八八六）が有名でしょう。前者は学校をさぼったピノキオがロバになってしまうお話、後者は『愛の学校』の邦訳で親しまれたことでもわかるように学校教育の賛歌ですね。やっと国家統一がなって学校制度をはじめたものの、なかなかそれが民衆の間に定着しない当時のイタリアの状況を背景に教訓的・啓蒙的に書かれたものだったにちがいありません。わが国でも、学校一揆といって民衆による学校の焼き討ちが起きたりしました。

†わが国の学校の成功

わが国の公教育制度は開始されて、わずか三〇年にして小学校の就学率が九〇パーセントに達しています。人々を吸引するのにとても成功したのですね。一八七二年（明治五年）に公布された学制には、その理念を明らかにした有名な序文がついています。それを読むと成功の大きなわけがわかります。一部を引用してみましょう。なかなか名文です。

人々自らその身を立てその産を治めその業をさかんにしてその生を遂ぐるゆえんのものは他なし、身を修め智を開き才芸を長ずるによるなり。而してその身を修め智を開き才芸を長ずるは学にあらざれば能わず。（略）されば学問は身を立つるの財本というべきものにして、人たるもの誰か学ばずして可ならんや。(略)従来学校の設ありてより年をふること久しといえども、或いはその道を得ざるよりして人その方向を誤り学問は士人以上の事とし、農工商及び婦女子に至っては之を度外におき学問の何物たるを弁ぜず。又士人以上の稀に学ぶものも、ややもすれば国家の為にすと唱え身を立つるの基たるを知らずして、或いは詞章記誦の末にはしり空理虚談の途に陥り、その論高尚に似たりといえども之を身に行い事に施すことあたわざるもの少なからず。これすなわち沿襲の習弊にして、文明あまねからず才芸の長せずして貧乏破産喪家の徒多きゆえんなり。これ故に人たるものは学ばずんばあるべからず。(略)これによって今般文部省において学制を定め追々教則をも改正し布告に及ぶべきにつき、自今以後一般の人民必ず邑に不学の戸なく家に不学の人なからしめん事を期す。(原文正字正かな)

後進国の通例で、わが国における学校はなによりまず「近代化」推進のための社会装置という役割をになってスタートします。この文章にはそれがよくでています。

個々人がみずから身を立て、産業を興し、よく生きるためには学問すなわち知識・技能を身につけることをおいてほかにない。学問とは文明を普及させ人々を豊かにするためのものである。したがって学問は身分、職業、性別を問わず万人に開かれるべきで、それゆえにこそ学校を設ける、といった趣旨が力強く謳われています。個人主義・平等主義・功利主義という近代的な市民社会の理念ですね。時代を考えるときわめて開明的で、わが国の近代化を急ぐ切迫した意識が行間に息づいています。

この開明的な理念によって、わが国の学校制度は人々をすみやかに吸引することができたといえます。まだ近代化以前の貧しい社会において、学校は人々にとって「立身」、すなわち生活的ないし文化的な上昇へのかけがえない門戸の意味をもったのです。

卒業式に歌い継がれてきた『蛍の光』は、灯りもない貧しさのなかで蛍の光や窓の雪明かりを頼りにいかに勉学に励んできたか、という歌ですね。『仰げば尊し』は「身を立て名をあげ、やよ(勉学に)励めよ」という歌。いまはリアリティのない歌詞かもしれませんが、ある時代までは人々の「学校」というものへの想いにつながるしみじみとしたものがあり、だから連綿と歌われてきたのでしょう。

もちろん、厳しい現実のなかで「末は博士か大臣か」といったことが、ほんとうにどこまで実現されたかはわかりません。しかし、そのような民衆の「夢」を学校がになえたことがなによりも重要でした。こんどお札になるそうですが、わが国で野口英世が偉人伝の代表的な人物となったのは、まさしくその「夢」を象徴する人物だからですね。二宮金次郎（二宮尊徳）もそうです。貧しいなか薪を背負って勉強に励み、やがて身につけた学問で疲弊した農村を救い再建した金次郎は、貧しかった民衆の「夢」の体現者でした。

薪を背負って本を開いた二宮金次郎像を校庭にみかけるでしょう。戦前の小学校にはほとんど置かれていたものでしたが、あの二宮金次郎像を置いたのは文部省（国）ではなかったのですよ。地方の一小学校に民間篤志家が金次郎像を寄贈したことに端を発し、民衆から起きた建立運動が全国的にひろがっていったもので、こういう現象にわが国の学校がどのようにして人々の間に根をおろすことができたかが象徴されています。お寺や神社への寄進に似たものだったでしょう。

貧しく苦しい現状から少しでも豊かな未来へと自分たちを導いてくれるという夢をになった場所、すなわち此岸から彼岸への貴重な門戸として、学校は一種の聖性・絶対性を民衆の側からおのずと賦与されたのです。情報に乏しい社会では、学校は〈知〉の世界へアクセスできるかけがえない回路としても絶対性をもちました。

教員はながく「聖職」視されてきましたね。そのような聖なる学校をつかさどる職種だったからです。ある時代までは、子どもたちにとって先生とは「えらい」ものでした。学校に対する人々の夢と、それゆえの学校の聖性・絶対性が社会にひろく共有されるとともに登校は子どもたちにとって自明のこととなりました。勉強がわかるわからないよりも、みんなで教室をともにすること自体が、たいせつななにかでした。

もちろん、そうした時代にも、学業に励む気のない子や反抗する子は多くいたにちがいありません。すべての子どもが学校生活を好み、まじめに勉学に取り組むなどということはありえないでしょう。しかし、学校の聖性・絶対性が生きているときには、そのような子どもたちにも学校の権威や勉学の一般的価値は疑われませんでした。その権威や価値への反撥や反抗の色彩が濃く、それだけむしろ過激だったかもしれませんが、だからといって教室の秩序が崩壊しはしなかったのです。いまはそういうくっきりした反抗はまれでしょう。それよりも、子どもたち全体になんとなく懈怠《けたい》の雰囲気があり、指の間から砂がこぼれるように学校の規範枠からぽろぽろとたえず逸脱するというふうではないでしょうか。あとでお話ししますが、学校の権威や価値が子どものこころから消えたからですね。これが進めば「学級崩壊」にいたります。

さて、さらに戦後になると、中学校がすべての子どもたちに開かれました。「学制」序文の理念の徹底といえるでしょう。先に述べたように新制中学への就学は最初から進んだわけではなく、中学の長欠率は当初とくに地方では高いものでした。しかし、六〇年代に向かって長欠率は急減してゆきます。

六〇年代、高度成長政策によってわが国が農業国から工業国へと転換してゆくにつれ、高校進学率は急速に上昇してゆきます。工業社会では、より高い読み書きや計数の能力を磨き、かつ集団での共同行動のスキルを身につけることが実社会での労働にそのまま結びつきました。中学校で勉学に励み、学歴の階梯を昇れば、むろん例外はいくらでもあるにせよ、だれしもより豊かな生活を手にしうるという希望を人々は共有できていました。戦後、学校は人々の「夢」をいっそうおおきく

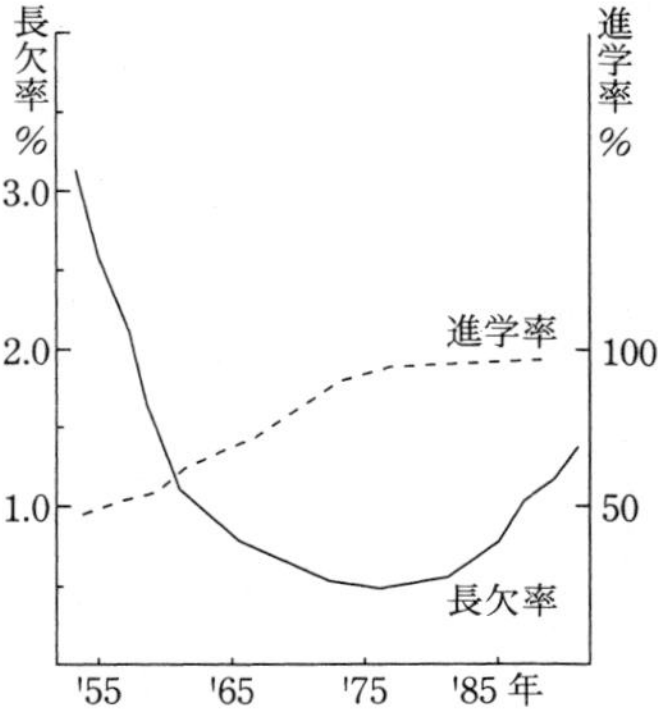

文部省「学校基本調査」のデータより作成

図 8　中学生長欠率と高校進学率

担い続けられたのです。こうした「夢」を背景に図8のように中学校の長欠率は急減してゆき、七五年には〇・五パーセントを切るにいたります。九九・五パーセントをこす生徒がうまずたゆまず登校していたということです。わが国の学校制度は、子どもたちの吸引に成功しつづけたといえます。

けれども、この七五年を境目に長欠率は一転して上昇に向かいはじめます。「不登校」という現象が社会問題として登場してきたのは、このときからですね。なぜ、この時点から長欠率が反転上昇をはじめたか。それが不登校問題を考えるポイントで、それを考えて

みましょう。

†児童精神医学は不登校をどう理解してきたか

児童精神医学において不登校は大きなテーマとなりました。重要な焦点となったのはその「原因論」で、いろいろな説が出されてきました。おおきく整理すれば次の二つに大別されます。もちろん、そこには折衷的な見解やこまかなバリエーションがあるわけですが。

①子どものパーソナリティ特徴とそれをもたらす家族背景に原因を求める説
②受験競争とそれをもたらす学歴社会という教育背景に原因を求める説

いずれも子どもが学校へゆくのは合理的な行動で、登校できなくなるのはどこかに非合理な事態が起きているためだというところは同型です。しかし、その原因的事態を、①は子どものうちに求め、②は学校教育のうちに求める点におおきな相違があって、両者はしばしば対立して論争もめずらしくありませんでした。

①は六〇年代のはじめに小学校低学年にあらわれた不登校（学校恐怖症、登校拒否）の研究にルーツをもっています。その後、中学生、高校生にも不登校が現われるにつれて、

どんなパーソナリティ特徴と状況要因を取り出すかで説が細分化してゆきました。

②はすでに紹介しましたとおり反精神医学がルーツで、それに子どもを無垢な存在とみなす児童中心主義的な子ども観が合流したものです。しばしば学校批判、教員批判、教育政策批判とセットで主張されました。この立場からは、本書のように精神障害をテーマにした本に「不登校」の一章を設けることすら批判の的になるかもしれません。不登校は「病気（障害）」ではない、というのが基本テーゼだからです。

私の考えでは、どちらの説にせよ、七五年以降上昇の一途をたどっている長欠率、増加の一途をたどる不登校を説明するには誤っています。

①について申せば、わが国である時点から急に、なんらかの特異なパーソナリティがマスとして増えはじめたとか家族背景の急変が生じたとは考えにくいでしょう。六〇年代初頭の不登校は、社会全体としては子どもたちがどんどん学校へゆきはじめた時代になぜか学校へゆけない「例外現象」として浮上したもので、そこではある固有の特徴が取り出せたのです。社会全体として不登校が増加の一途をたどる「一般現象」に対しては、そういうとらえはなりたちません。

六〇年代の不登校は、病気・経済的困難・教育への無理解・勉強が嫌い（怠学）など、これまで長期欠席の要因としてありふれていた、それなりに合理的な理由がなにひとつないのになぜか学校へいけなくなる、それも「学校恐怖症」と最初呼ばれたように学校への理由の知れない極端なおそれの反応を見せるふしぎな現象でした。その「ふしぎ」（非合理）ゆえに精神医学の対象となったのです。

この一見非合理な精神現象を、近代化の進んだ大都市の一部の知的階層に先んじてはじまった養育の緻密化を背景として年少児にあらわれた繊細過敏で（時代的には）早熟な自意識、それにもとづく不安や強迫的な完全志向がもたらす小児神経症的な葛藤のあらわれとしてとらえた当時の研究はなかなか的を射たものでした。この時期の不登校はこうした固有の（社会全般のなかでは例外的な）背景状況から生じた現象で、そのため鮮明な特徴性をもって類型化できたのですね。

その後の不登校研究も基本的にこのラインに沿いながら、中学生、高校生、さらに大学生にも不登校が出現するにつれて、それぞれの年齢段階におけるパーソナリティの発達課題と照応させるかたちで諸説（不登校の諸類型）がならび立ちました。けれども、こうしたとらえは個々の事例の個別的な理解には妥当性をもったとしても、社会全体で不登校が増加をたどる現象を理解するには、一般性をもちえず無効なのです。

②のまちがいは、高校進学率の推移と中学生の長欠率の推移を重ね合わせてみれば一目瞭然ではないでしょうか（図8、一九〇ページ）。生徒たちが高校をめざしてこぞって受験をし進学率が上昇するにつれて長欠率は下がってゆき、進学率が九〇パーセントをこえ、ほとんどだれもが高校へ入れるようになったときから長欠率は上昇に転じているのですから。

だれもが高校へゆけるとはかぎらなかったとき、高校進学は手応えをもつ努力目標、夢にむかっての主体的・能動的な動機づけとなりえました。新制中学がはじまってまもない五一年に『山びこ学校』（無着成恭編）という中学生文集が出版されて全国的なベストセラーとなり、いまも岩波文庫で読めますね。戦後の中学校を考えるうえでいろいろ教えられる本ですけれど、そこには困難な生活条件ゆえに進学を断念せざるをえない当時の中学生たちの勉学への痛切な渇望が語られています。高校進学率の全国平均がまだ四〇パーセントの時代でした。『山びこ学校』のような地方の中学生の進学はさらにむずかしかったことでしょう。

六〇年代に入り高度成長の歩みとともに、そのような中学生たちにも高校進学の道が開かれてゆきます。高校が次々新設され、先述の「夢」をになって進学率は上昇の一途をたどります。そこに「受験競争」も起きたでしょうが、子どもたちにとって意味のある、また社会階層や貧富ではなく自分の学力ひとつで競いあえる公平に開かれた競争でした。勉強に励むことは掛け値なく自分の未来に意義をもつと感じられました。多くの子どもたちが積極的に登校し、勉強にむかうようになりました。こうして進学率の上昇とともに長欠率は逆に急減していったのです。

高学歴志向や進学競争を不登校増加の原因としてきた説は、現実の分析からではなく理念のあてはめから生まれた誤謬の説ですね。もちろん、個々の事例をみれば受験勉強の無理や挫折が不登校を招くケースもありますが、①と同じく一般性はもちません。不登校を子ども個人のサイコロジカルな問題とするのは一面的で、学校状況や教育状況のコンテキストのなかで読み解かねばならぬという主張は正しいものです。でも、その読み解きがまちがっていました。主張の正しさは理解の正しさを保証しません。

ほんとうは逆ですね。進学率が九〇パーセントを超え、ことさら受験競争しなくても(勉学に励まなくても)だれしも高校進学が叶い、進学があたり前になってしまえば、それは子どもたちにとって能動的・主体的な努力目標、夢ではなくなりますね。自分だけもし落ちこぼれたらという不安は残っても……。まさにこのときから不登校の社会的増加がはじまっています。なんの目的で勉強をするか、なんのために学校へゆくのか。子どもたちの間で、勉学に励むことの意義、登校を支えるモチベーションが低下し、これが図8の反転上昇をもたらしたと考えられます。
この問題を、もう少し視野をひろげて考えてみましょう。

†学校制度の目的達成がもたらしたもの

現在のようにだれもが高校に進める社会、大学進学もありふれている社会の実現は、「学制」の序文が理想として描いていた、学問が万人にひらかれ近代的で豊かな文明社会が十二分に実現されたことのあらわれです。私たちはたいへん豊かな消費文明を一般のものとして享受しています。個別にはいろいろあろうし、不況や先ゆき不安はのしかかっているにしても、過去を振り返れば、現在どれほど豊かな生活を日常のものとしているかは明白ですね。これは明治以降、紆余曲折を経ながらも営々といとなまれてきたわが国の学校教育の達成とみるべきでしょう。学校制度はまれにみる成功をしたのです。

それと同時に、その「達成」と「成功」によって、わが国の学校制度は失調をあらわにしはじめたのではないでしょうか。人間のつくる社会制度にはかならずや矛盾や負荷がはらまれます。すべての個人に万事よしの社会制度が不可能なことは、人間のこころのはらむ個体性と共同性との矛盾から当然のことでしょう。ですから、すべての社会的なものは折り合いのシステムです。そのシステムが大多数の個人にとって高い存在意義やニーズをもっているなら、その矛盾や負荷も、耐えるに値する矛盾や負荷として個々人に受容され、ときにはその存在すら意識されません。

学校制度もそうですね。人工の制度としての不可避な矛盾を抱えています。しかし、貧しい後進社会から豊かな近代文明社会へとわが国を推し進めるという社会全体の切実なニーズを公教育が背負っていた間、またそれと連動した民衆の「夢」を学校が背負っていた間は、その制度的な矛盾が大きな傷口を開くことはありませんでした。学校は、なによりも最大の当事者である子どもたち、親たちによって支えられてきました。

けれども、豊かな近代文明社会が全国規模で十二分に実現し、わが国の学校制度が所期の目的を達成したときから、制度の矛盾や負荷のほうが失調性を帯びて浮かび上がりはじめたのです。どんな制度でも、その目的としてきたものがじゅうぶん達成されてしまえば存在意義やニーズは薄れるからですね（それを制度自身が自覚的に認知するのはむずかしいとしても）。どんなことになってきたか、眺めてみましょう。

七〇年代、高度消費社会の実現とともに、貧しい此岸から豊かな彼岸へと上昇する貴重な門戸という学校イメージ、それにともなう聖性・絶対性が学校からすっかり失われました。これは「学問」や「教育」というもの、〈知〉というものに人々が賦与していた聖性の喪失にそのままつながりました。大学ですら、「最高学府」「象牙の塔」といった仰ぎ見るイメージは人々の間からすっかり失せていますでしょう。大学も大衆化して偏差値でランクわけされただけの世俗の場になっていますね。ちなみに国立大学の独立法人化とは、こうした変容をまさしく象徴するもので、大学の「世俗化」のさらなる徹底ということなのです。

大学といえども天才肌の変わり者が集まって凡俗にはわけのわからぬ学問にふけっている「聖域」ではなく、ちゃんと商売になって元がとれる研究だけを世間もわきまえた秀才たちがしてくれればいい、というのが独立法人化（の本音）でしょう。たしかにフェルマーの大定理が証明されたところでそれがどうしたってことで（笑）、なんの経済効果も社会貢献もありません。極論すればそういう論理です。アスペルガー症候群と呼ばれる人たちの生き場所として「学者」を挙げましたけれど、どうやらむずかしくなりそうですね。大学がものものしくもったいぶったアカデミズムの牙城なのもどうかと思いますけれども、はたしてこれでよいかどうか。文化の奥ゆきとは余裕によって、つまり一見したところの無用性の蓄積によって培われるところが大ですから、そうしたものの生きる場がなくなれば、文化はしだいに厚みと底力を失ってゆかないでしょうか。

さて、子どもたちの側からみると、すでに豊かになり、多くのものが所与のものになった社会ではもう学校で勉強に汗しても未来がグレードアップされる可能性はさほど見込めません。経済的・文化的な貧しさから社会全体が上昇をめざしていた高度成長時代には、勉学が拓いてくれる「可能性」が大きなものとしてひろく共有され、それを支える社会的現実もありました。高度成長後もその残像が残っていましたが、七〇年代なかばにそれもかき消えたところから長欠率が反転上昇に移ります。

いまも超一流大学にでも進めば可能性もまた別かもしれませんが、「努力次第でだれでも入れる」とゆかぬくらい子どもはリアリストですからちゃんとわかりますね。一般的な努力目標にはなりません。学業に積極的にはげむ意義が、少なからぬ子どもたちのこころから喪われました。さらに消費産業を基幹とする社会では、学校で得る共同行動・集団行動のスキルは実社会での一般的な労働や生活とのつながりもなくしています。こうして学校は、人々の「夢」を引き寄せることができなくなったのです。

そうなれば、学校でこむずかしい数学など勉強してなんになるの？古文なんか勉強してどんな役にたつわけ？と、子どもたちの多数が感じてもむりはないでしょう。「学問」は価値があり教養は捨てたものではないと説いても、社会のなかで〈知〉の聖性がすでに失せているのですから説得力ないですね。文科省（国）が「役に立たない学問研究に国費は払えない」と考えるのと同じ発想で、子どもたちも個人レベルで「役に立たない勉強に努力は払えない」と感じているだけです。同根ですね。

現在の「学力低下問題」の根底に横たわっているのは、結局、これではないでしょうか。私たちの文化が上からも下からも厚みをそがれてゆくのでなければさいわいです。そして文化が厚みを失うとは、そもそもなにが「役に立つ」ことか、つまり、ことの「価値」というものをながい目とひろい視野でとらえる懐の深さが共同体から失われることを意味します。

このように学業への吸引力が低下したうえ、個々人の欲求と個人意識とが繊細化かつ鋭敏化した現在において、学校の集団性は子どもどうしに共同意識を涵養するよりも、対人葛藤や傷つきをもたらす場となりやすくなりました。それに耐えてまで学校にいって得られるもの、それが子どもたちにはみえなくなっているわけですね。ひるがえって私たち大人のほうにも、自分たちの子どもに学校でなにを得させたいのか、その社会的合意がおぼつかなくなっていますでしょう。

学校や勉学にむけて人々を惹きつける力、子どもたちを登校へうながす力が私たちの社会では大きく衰えたのですね。そのため子どもたちは、ささいな葛藤やストレスから、それがどんな内容の葛藤やストレスであれ、たやすく登校の足がひっぱられて長期欠席につながってゆきます。これが現在の不登校の本質です。

†学校システムに不可避な矛盾

知識や技能伝達の方法論からみるかぎり、学校の教育システムはもともと非合理で矛盾をはらんでいます。能力のあり方も関心のあり方もさまざまな子どもたちを大きな集団にして、全員に同じ内容、同じ進度、同じ期限で教えてゆくのは、非合理な伝達方法です。ある子どもたちにレベルをあわせれば別の子どもたちにはむずかしすぎたり、逆にものたりなくなるでしょう。その子どもたちにレベルを合わせれば、また別の子どもたちにそれが起きるだけで、学校教育が不可避にもつ矛盾です。教室の全員に過不足のない授業を毎回続けてゆくのはだれにも不可能です。

かならず落ちこぼれる児童生徒がでてきます。どんなカリキュラムを選んでも、どう教員が努力してもこれは防げません。一年経てばマスターできてもできなくても次の学年に上がりますから、学年を追ってこぼれる者は増大してゆきます。不登校の割合を小学校の学年別にみますと、学年の上がるにつれて大きく増えてゆき、中学校で一気に跳ね上がるのは、この問題が背景にあるためでしょう。

子どもに能力のちがいはない。だれもが可能性をもっているのだから、しかるべく教えればみんなが一〇〇点をとれるようになるはずだ（それが真の教育だ！）というのは建て前で、現実にはそうはなりません。ペンローズの正規分布のグラフ（図3、九六ページ）で示したとおり、人間の認識の歩みや達成レベルには幅ひろい個人差があります。ただ、その「差」とは、なんらかの異質性にもとづく絶対差ではなく、認識というこころのはたらきがおのずとはらむ連続的・相対的な差に過ぎず、したがってこの差は「人間としての差異性」を意味するものではまったくない、という事実を実証しているのがこのグラフですね。

認識というこころのはたらきには個人差があるため、子どもたちの認識をさらに社会的に伸ばそうとする「教育」といういとなみを集団授業でおしすすめることは、かならず矛盾を生みだします。これはだれかが悪いせいではなく、こころのしくみがそうなっているのですね。この矛盾は公教育制度のはじまりからずっと存在してきたものですが、教育史のなかで久しく問題化することなく、現在ほど失調があらわにならなかったのは、それなりの理由があります。

まず、公教育が開始されたときには、これは「矛盾」どころか「理想」だったのです。それまで教育機会がまったく不平等な時代が続いていたわけですから、だれもが同じ教科書、同じ教室、同じカリキュラムで同じ勉強ができるようになったことこそ、すばらしい進歩でした。「機会均等」「平等」という近代原理の実現です。貧しい社会では個別教育など財政的に不可能ですから、コストパフォーマンスの問題もあったでしょう。

もちろん、ついてゆける子もゆけない子もいたにちがいありません。しかし、同じ勉強をともにできることにこそ意義が感じられれば、それが自分にはむずかしすぎるとかわからないとかいったことが負荷と体験されることは少なかったのです。場や体験の共有、みんなが一緒であることがなによりの価値だったからです。近代国家という、新たな巨きな共同性に向かって子どもたちを育むためには、この「一緒」という共同体験こそがだいじなものだったと言えるでしょう。

また、学校の聖性・絶対性が人々に共有され、授業や勉強のたいせつさが子どもたちにとって自明であれば、逆説のようですが、その授業が自分にわかるかどうかはかならずしも問題ではないのです。たとえるとこうなりましょうか。お寺は神聖でお経は尊いものという信が深く共有されている世界では、お経が自分にわかる内容か否かはかならずしも重要でなく、お堂に集って一緒にお経を聴くだけでじゅうぶん意味あるたいせつな体験となりますね。わからないだけいっそう価値の高い、貴重なものとすら感じられるかもしれません。

しかし、その信が生きていなければ、自分にとってわからなければ無価値で、お堂に長々と座っているのは無意味な負荷としか体験できなくなるでしょう。いってみれば、現代の学校では、この信が共有されなくなったわけです。子どもにとって勉学がかくべつ尊いものでなければ、さらに自分にとってわからなければ（逆にわかりきっても）、端的に苦痛や無意味と体験されるほかありません。たやすく不登校や教室内での逸脱につながるのです。

戦後社会になってからは、「子どもは無限の可能性をもっており、正しい教育がなされればみんなが自己実現できるはず」という理想主義的な建て前が、教育システムのこの矛盾を「ないこと」にしてきました。「真の教育」さえなされていれば、このような矛盾は「生じないはず」でした。

教育とは理想主義の「夢」も背負うものですね。たしかに理想なき教育もあじけないものですけれども、理想主義が現実吟味を欠くなら現実の教員たちに多大な負荷を与えることになりましょう。また、この理想が現実との遊離を露呈しないためには、学校や教育の聖性が人々の間にまだよく生きていることが必要でした。聖性が生きているとき、子どもたちがこぞって登校しているときには、「理想」は、たとえ現実はなかなかそうはゆかなくても、「理想」としての力をもっていたのです。そういうときには現実の困難は、理想を光らせこそすれ、しぼませはしないからです。

七〇年代後半から八〇年代にかけて、不登校やいじめの深刻化など、理想と現実との遊離がはっきり顔をみせはじめるにつれ、さまざまな教育論議、改革論議が戦わされるようになりました。それらは要するになにが「真の教育」かをめぐる論議でした。「真の教育」がなされていたならば、こんな問題は起きないはずと幻想されたからです。右から左まで各自の理念による、これぞ「真の教育」だという主張が百家争鳴し、いずれにせよ学校や教員たちは「真の教育」をおこなっていないというわけで左右からバッシングの嵐にさらされましたね。このバッシングは教育現場を孤立無援のまま疲弊させるとともに、かろうじて残っていた学校や教育の聖性にとどめを刺しました。

学校システムの矛盾が一気に露出してきたのはこのときからですね。矛盾をそれなりにカヴァーして学校教育を支えてきたもののすべてが、とうとう払底したためです。

この矛盾は教育現場において、子どもたちひとりひとりの「個別性」を尊重せよ、「個性」を育めという要求と、子どもたちを「平等」に扱え、「差異」をつけるなという要求との矛盾としてでてきています。「みんな（全員）にわかるゆとりの教育を」という要求と「しっかり学力をつける教育を」という要求との矛盾としてもでてきています。文科省はこれらの矛盾のはざまを迷走しておりますでしょう。

机上で論じるなら、いや、どちらも大事である、どちらもたいせつにするのが「真の教育」であるとして、それで済みます。しかし、現実に実践するとなれば、すでに支えを失った学校教育はたちどころに矛盾を前に行き詰まることになります。

これらはシステムそのものに内在する矛盾ですから、システムを変えないかぎり解決できないものです。しかし、システムを根本から変えるのは難儀ですから、この矛盾の解決は現場の教員の努力にゆだねられています。責任を押しつけられているというべきでしょうか。でも、現場の努力では解決不能なことですよね。精神科医として言えば、教員の精神失調がとても増えていますが、この状況下ではむりからぬ気がいたします。

さまざまな教育論議や施策が繰り返されるなかで、子どもたちに関して、この矛盾はいぜん増え続ける不登校、ことさら報道されなくなっただけで一向に解決には向かわぬいじめや学級崩壊や校内暴力という姿で現われています。

†学校を支える共同性の喪失

私たちがわが子を日々ゆだねている教員がゆとりをもてず消耗している現況は、ほんとうをいえば真剣に憂慮すべきことかもしれません。現場のゆとりのなさや疲弊は、結局、子どもたちにはね返ってくるわけですから。しかし、そのわりに親たち（大人たち）は、このことに無関心のように見えます。教員が不祥事を起こせばこんな教育状況に子どもをゆだねられようかとの声は上がっても、教員一般を日常的におおっている過負荷と消耗に対して、このままで子どもたちは大丈夫かとの声は上がらないでしょう。

こういうところにも現代社会における学校がきわめてよく象徴されていると思うのです。人々の意識のなかで公教育はひとつの「サービス業」に過ぎなくなっています。店であれば、お客は従業員のサービスの悪さや失態を咎める権利はあっても、従業員の労働条件や職場環境を心配する義務はありませんね。できるだけ安価で個人個人の注文どおりのサービスを尽くしてくれさえすれば、よい店です。教育行政も市場原理的な競争の導入によって公教育のサービス向上（？）をはかることに熱心です。学校制度も消費社会にふさわしくサービス産業モデルへと向かいつつあるのでしょうか。そのよしあしは別として、親はもとより教育行政者までも含めて、私たちのあいだに学校をかけがえのない公共の場と感受して支える共同意識がすっかり薄れていることがよくわかりますね。子どもたちに学校がたいせつな場と感じられなくても、むりもないことかもしれません。

近代化の達成によって学校が従来のありかたから大きく変容を強いられるのは当然のことでしょう。不登校の激増、いじめ、学級崩壊、校内暴力、学力低下など学校の失調現象も、その過渡期ゆえのゆらぎとみなせるものならば（なかなか先の見えない過渡期ですが）、それでよいのかもしれません。いずれは、なんとかなってゆくのでしょうか……。

しかし、近代国家という大きな相互依存の共同性を支えるための認識（知識や規範）や体験の共有という目的を、今後なお学校がにない続けねばならぬとしたばあい、どうなのでしょう。私たちが生きている共同世界はいっそう複雑なひろがりをもち、繊細・先鋭化する個人意識との折り合いもやっかいになっています。

学校は人々の共同意識（公共意識）からの信や支えにかえて、サービス産業モデルへの依拠によって、社会的な共同性を子どもたちに育む力を再生してゆけるのかどうか。つまり、共同性によって支えられていない制度で共同性を育むことは可能か、ですね。あるいは、そのようなものを学校によって育むこと自体、もはや私たちの社会は必要としなくなっているのかどうか。

ここでもう一度、人間のこころのはらむ共同性という問題に立ち戻ってみましょう。

†統合失調症と自閉症とはどこで交叉するか

本書で統合失調症の世界から始め、精神遅滞、自閉症の世界をたどってまいりました。これらは医学的には別々の障害です。けれども、そこに生じているこころの現象を検討すれば、それらのすべてを貫いているものが見えます。それは、こころのはたらきが独立した個々の個体の脳内で生起するものでありながら共同的なもので、こころはたえず共同的なものへ向かわんとはたらきつづけているということですね。

個体的でありながら共同的であるとは、深い矛盾をはらみます。私たちのこころはその矛盾からなりたつことを本質としています。その矛盾した本質ゆえにこそ、統合失調症や自閉症と呼ばれる精神現象がまれならず（必然的にある頻度で）生じるのでしょう。前者はこころのはらむ共同性の解体・ゆらぎ、後者はこころが共同性をはらむことのおくれ、として。そこにおいて両者はおおきく交叉して、重なりをみせます。カナーが同じ仲間の障害ではないかと考えたのは、この重なりのためでした。そして、最初の論文でカナーはすでに急所を言いあてていたのです。

すなわち、統合失調症の人が、彼もその一部をなし、かかわりをもってきた世界から歩み出てしまうことによって問題を解決しようとするのに対して、われわれの子どもたちは、初めは局外者であった世界に、用心深く触手をのばしながら、しだいに歩み入ってゆくのである。（引用者訳）

ここにいう「世界」とは人間のもつ関係的な共同性の世界のことですね。「用心深く触手をのばしながら」とは、自閉症の子が徐々にではあれ関係を形成してゆく歩みを的確に表現しています。つけ加えるとすれば、カナーは自閉症を念頭に述べていますが、ほんとうは文字どおり「われわれの子どもたち」であり、子どもというものはすべてそうですね。どの子どもも触手を伸ばしながら私たちの差しのべた世界へ、さまざまな足どりで歩み入ってきます。そうしたなかで、世界に歩み入る足どりがとりわけゆっくりな子を精神科医の間では「自閉症」と呼ぶ約束にしたに過ぎません。

統合失調症が共同世界から歩み出ることで「問題を解決しようとする」という言い方は少し不正確かもしれません。統合失調症の人も、急性期において解体しかかった（歩み出た）共同世界をなんとか修復しようと（もういちど世界に歩み入ろうと）努め、その歩みがこの病気の回復過程です。ただ、その努力が、ときとして妄想や幻覚など症状的なかたちをとらざるをえないのです。

このような統合失調症の回復への歩みにも、自閉症の用心深く触手をのばす発達の歩みにも、矛盾を抱えつつ、なお共同性へと向かわんとしつづけるこころ本来のはたらきが見いだせないでしょうか。人間学的精神病理学は、「精神障害」とされるものからこころの普遍性、こころの本質をとらえんとすると述べましたが、ここに見ているものもそれかもしれません。

†「不登校」問題から「ひきこもり」問題へ

現在の不登校は、どんな負荷要因でも、登校を持続する動機や意欲をたやすくそこなってしまうほど勉学や学校の意義が子どもたちの間で薄れているという現象です。その負荷要因は、まさに勉強がつまらないというものでも、集団生活が疲れるというものでも、規律が窮屈というものでも、教員と合わないというものでも、いじめでも、友だち関係の悩みでも、親子関係の悩みでも、（古典的な不登校のような）神経症的な葛藤でも、若年性の鬱病など精神疾患でも、そのほかなんでもありになっています。昔ならこんなことでは休まなかったのに、といったことからも不登校が起きます。

勉学や学校の値打ちや意義が低下したのは、ここまで述べてきたように理由あってのことです。そして、値打ちや意義を感じられないことがらに努力を傾けるのはだれしも困難なことですね。みなさんだって、この講義が自分にはまったく意味がないと感じられたなら座っておられないでしょう。ですから、不登校の増加も、それそのものだけとれば自然のながれで、「病的」な異常現象ではありません。

ただ、子どもの成長という視点からとらえれば、次の問題が残ります。子どもは一般に家族の「エロス的関係」における交流をとおして、こころという共同性の世界を育んでゆきます。それだけで大人になれれば、それでよいのでしょうが、社会的なインパーソナルな共同世界を大人（社会人）として生きてゆくためには、家族の外の関係世界、「社会的関係」における交流をとおして、さらに複雑な共同性を育んでゆかねばなりません。
現代社会で、子どもたちの「社会的関係」の場をほとんど一手に引き受けているのが学校です。近代化の達成は隣保的な地域共同体を解体させずにおきませんでしたし、そこにおける自然発生的な子ども集団、年長児から年少児まで路地や空き地につどって遊び戯れるような子どもの社会集団も消滅させたからです。子どもの社会的な共同体験は、学校生活にほとんどゆだねられるようになっています。学校を価値として支える社会的な思い入れは下がるいっぽうなのに、学校への社会の依存は増しているという面がありますね。これも現在の学校が強いられている矛盾です。

このような状況下では長期の不登校は、社会的な共同体験とそれによって育まれる社会的な共同世界をともにするこころのはたらきの習得とを遅らせることになります。「関係の発達」を連続的な相対差とみれば、その足どりがいくらか遅い子、対人関係を不得手とする子はかならずいて、それが負荷要因となって不登校になる子も少なくないでしょう。登校が自明だった時代には、そうした子も登校を続けるうちに関係の力を伸ばせていったのでしょうが、いまはたやすく不登校となって苦手な部分がますます遅れるわけで、このようなケースでは社会的な関係において大きな力不足や自信欠如を残す結果となります。

不登校の問題が、現在では「ひきこもり」の問題へとシフトしてきた背景にはこれがあるでしょう。学校へ行かないだけなら今やさほどの社会問題とはならなくなり、それよりも家にこもっていることのほうが大問題になってきたわけですね。労働をもふくめ私たちが日々共有し享受している社会的な共同世界への参入が、これまで知っていた精神障害とはまったく別の事情から困難な人たちがいる。これをどう考え、どう対処したらよいのか。これが「ひきこもり」という問題です。

†むすび

「ひきこもり」はたんに子どもの関係能力の問題ではなく、アスペルガー症候群のところで触れましたように、私たちの共同世界のありかたがきわめて複雑化し、また人と人の関係がデリケートに繊細化したため、だれにとっても社会的に生きることがむずかしくなっていることの現われとも見なければなりません。

そのうえ、私たち自身、自分たちのこの共同世界になにを求めるべきなのか、どのような共同性をつくりあげてゆけばよいのか、この複雑さとむずかしさのなかで混迷と閉塞の状態にあります。私たちは近代的人間観における「自立した個人」を生きるにせよ、共同性なくしては「個人」もありえませんから、なにものかを社会的に深く共有しなければならないでしょう。でも、なにを共有すべきかの社会的な合意は、おいそれとはなりたちそうにありません。

不登校の問題から考えを進めてまいりましたが、ここまできますと、私たちがであっているのは狭義の「教育問題」というよりも、私たち自身が社会人、社会的存在としてどのような共同世界を構築して共有してゆかんとしているのか、そのうえで子どもたちになにを教え伝え、継承させてゆきたいと願っているのか、という問題だとわかってきます。そして、そのことにおいて私たちは正直いって展望をもてず混迷していますね。これが、進行してやまない学校の失調現象の基底に潜むものでしょう。

学校をどうするかといった問題を超えて、自分たちの共同社会をどうするかという問題が横たわっていて、なかなかむずかしいところに私たちはいます。個人意識と共同意識との間もそこここでねじれた関係を生み出しています。これをときほぐして少しでも展望を見いだしてゆくためには、きわめてねばりづよい思想のいとなみと思想と思想のつき合わせが必要でしょう。この「人間学アカデミー」という試みを企画プロデュースされた小浜逸郎さんや佐藤幹夫さんの問題意識は、そこにあるのでしょうね。

人間のこころのはたらきは、矛盾や負荷をもはらみつつ、なお関係性へと共同性へと向かい続けます。それがこころの本質だからです。統合失調症の人が、ゆらいだ共同世界の修復の道をけんめいに歩もうとするように、自閉症の子が、とてもゆっくりながら共同性へと歩み入ろうとするように、私たちの共同社会もよき共同性へと向かう力を秘めていると信じたいのですけれども。

あとがき

本書は巻頭にあるように連続講座「人間学アカデミー」第一期に小浜逸郎氏のお誘いを受けて講義したものを原型とし、それに手を入れたものである。

ものごとをきちんと準備することが私は苦手で、苦手は言い訳にはならないのだけれど、ノートもレジュメもなしで行き当たりばったりでぶっつけ本番の講義をすることにした。聴くほうには迷惑な話かと思うが、しかし、聴講者の方々は辛抱づよく耳を傾けてくださり、またさまざまな質疑によって内容を豊かにしてくださったことを感謝したい。

出たとこ勝負の講義の（話し手にとって）よい点は、ちゃんと頭に入っていないところ、わかっていないところ、考えがまとまっていないところ、つまり、自分のなかの未消化な部分にすぐ気づけることだった。それと同時に、話すうちに思わぬ考えが引きだされてくるところもあって、いずれも発見的な体験となる。わるい点は、かなりスリルを強いられることで、（自業自得だが）私のあまり強くない心臓にはよくなかった。

本にするにあたり、未消化に気づいたところを練り直したり、引き出された発想をふくらませたりしながら大きく手を加えた。また、話の流れで抜けたり省いたところもあらたに書き込んだ。一章から四章までは講義のテープに沿って加筆修正をしたものだが、不登校については講義では時間がなくわずかに触れたにとどまったため、五章はほとんど書き下ろしでつけ加えたことをお断りしておきたい。

内容は、通説の解説や研究成果の紹介にとどめず、私なりの考えを前に出したものなので、読者は「専門家」の論述だからと鵜呑みにせず、はたしてどうかと考えながら読んでいただけるとうれしい。私なりの考えといっても、本文中に繰り返したようにこころは共同的なもので、さまざまな人々の考えが私のなかに入っている。とくに自閉症については黒川新二氏からパーソナルコミュニケーションを含め多くの示唆を受けてきた。本文中に挙げる機会がなかったため、ここに記して感謝したい。また、さまざまな場で臨床をともにしてきた先輩、同僚、後輩とのやりとりから多くの考えを育んできた。

講義とは、草稿の読み上げでないかぎり、聴講者の微妙な反応や空気に支えられ、そこでの関係に拠っているところが大きく、ひとりで喋っているようでも、レコーダーに向かって話したりワープロに向かって書くのとはまったくちがう。聴講者との共同作業、合作という性質がはらまれ、本書はそのうえに成り立っている。あらためて聴講してくださった方々、的確なテープ起こしと整理をしてくださった佐藤幹夫氏、行き当たりばったりになりやすい私をこまやかにサポートして完成にまで運んでくださった筑摩書房の石島裕之氏に、こころより謝意を表する。

二〇〇四年五月

滝川一廣

ちくま新書
395

「こころ」の本質《ほんしつ》とは何《なに》か
——統合失調症《とうごうしっちょうしょう》・自閉症《じへいしょう》・不登校《ふとうこう》のふしぎ

二〇〇四年 七 月一〇日 第一刷発行
二〇二二年一二月一〇日 第八刷発行

著者 滝川一廣（たきかわ・かずひろ）
発行者 喜入冬子
発行所 株式会社 筑摩書房
東京都台東区蔵前二-五-三 郵便番号一一一-八七五五
電話番号〇三-五六八七-二六〇一（代表）
装幀者 間村俊一
印刷・製本 株式会社 精興社

ISBN978-4-480-05995-6 C0211

ちくま新書

391 「心」はあるのか――シリーズ・人間学①

橋爪大三郎

「心」の存在が疑われることは、あまりない。が、本当に「心」は存在するのだろうか？　この問題を徹底検証し、私たちの常識を覆す。スリリングな社会学の試みだ。

392 「恋する身体」の人間学――シリーズ・人間学②

小浜逸郎

人を恋するとはどういうことか？　人はなぜ希望や憧れを抱くのか？　哲学が論じ損ねてきた問題である身体や情緒に光を当てて、人間存在の本質に迫る思想の試み。

393 現象学は〈思考の原理〉である――シリーズ・人間学③

竹田青嗣

人間とは何か、社会とは何か。現象学はこの問いを根本から解明する思考の原理だ！　現象学の方法から言語、身体までその本質を論じ、現象学の可能性を指し示す。

394 国家の役割とは何か――シリーズ・人間学④

櫻田淳

国家という「猛獣」に、今どう向き合うべきか？　国家の役割とは一体何か？　これらの問いに答えるべく、身近な事例を豊富に用い、国家の行く末を展望する。

116 日本人は「やさしい」のか――日本精神史入門

竹内整一

「やさしい」とはどういうことなのか？　手垢のついた「やさし」を万葉集の時代から現代に至るまで再度検証しなおし、思想的に蘇らせようと試みた渾身の一冊。

132 ケアを問いなおす――〈深層の時間〉と高齢化社会

広井良典

高齢化社会において、老いの時間を積極的に意味づけてゆくケアの視点とは？　医療経済学、医療保険制度・政策論、科学哲学の観点からケアのあり方を問いなおす。

432 「不自由」論――「何でも自己決定」の限界

仲正昌樹

「人間は自由だ」という考えが暴走したとき、ナチズムやマイノリティ問題が生まれる――。逆説に満ちたこの問題を解きほぐし、21世紀のあるべき倫理を探究する。

ちくま新書

377
人はなぜ「美しい」がわかるのか
橋本治
「美しい」とはどういう心の働きなのか？「合理性」や「カッコよさ」とはどう違うのか？　日本の古典や美術に造詣の深い、活字の鉄人による「美」をめぐる人生論。

382
戦争倫理学
加藤尚武
戦争をするのは人間の本能なのか？　絶対反対を唱えれば何とかなるのか？　報復戦争、憲法九条、カントなどを取り上げ重要論点を総整理。戦争抑止への道を探る！

469
公共哲学とは何か
山脇直司
滅私奉公の世に逆戻りすることなく私たちの社会に公共性を取り戻すことは可能か？　個人を活かしながら公共性を開花させる道筋を根源から問う知の実践への招待。

473
ナショナリズム——名著でたどる日本思想入門
浅羽通明
小泉首相の靖国参拝や自衛隊のイラク派遣、北朝鮮の拉致問題などの問題が浮上している。十冊の名著を通して、日本ナショナリズムの系譜と今後の可能性を考える。

474
アナーキズム——名著でたどる日本思想入門
浅羽通明
大杉栄、竹中労から松本零士、笠井潔まで十の名著をたどりながら、日本のアナーキズムの潮流を俯瞰する。常に若者を魅了したこの思想の現在的意味を考える。

475
〈ぼく〉と世界をつなぐ哲学
中山元
〈ぼく〉とは何か。〈ぼく〉は世界の中でどのような位置を占めているのか。哲学史の中の様々な試みを手がかりに、この素朴で根源的な問いに答える異色の入門書。

008
ニーチェ入門
竹田青嗣
新たな価値をつかみなおすために、今こそ読まれるべき思想家ニーチェ。現代の我々を震撼させる哲人の核心に大胆果敢に迫り、明快に説く刺激的な入門書。

ちくま新書